I0703667

SOMMARIO

INSULINO RESISTENZA

Capirla, Gestirla, Viverla

Guida divulgativa basata sulle evidenze scientifiche

TA V

studiosa del benessere metabolico

INDICE

Prefazione

A 23 anni mi hanno consegnato due diagnosi in un unico pomeriggio: ovaio micropolicistico e insulino resistenza. Due parole quasi sconosciute alla versione di me che era entrata in quell'ambulatorio credendo di dover risolvere qualcosa di semplice. Ero uscita con un foglio scritto a mano, una lista di cose da evitare e la vaga sensazione che il mio corpo avesse deciso, da qualche parte nel percorso, di smettere di giocare secondo le regole che tutti gli altri sembravano seguire senza fatica.

Ingrassavo mangiando normalmente. Mi stancavo più degli altri. Avevo sempre fame, di un tipo preciso di fame — quella che chiama pane, pasta, dolce — e non capivo perché. Avevo ventitré anni, non ero pigra, non mangiavo male. Eppure il mio corpo faceva quello che voleva.

Negli anni successivi ho cercato risposte. Ho letto tutto quello che riuscivo a trovare: libri di medicina, studi su PubMed, articoli di divulgazione, forum online, gruppi di persone con la stessa condizione. Ho trovato moltissime informazioni contraddittorie, molti consigli inutili, molti testi che sembravano scritti da chi la condizione l'aveva studiata su un libro invece di viverla nel corpo. Ho trovato pochi testi che dicessero la verità in modo semplice, preciso e utile.

Questo libro nasce da quella mancanza. Non è un manuale medico — non ne ho né le qualifiche né l'intenzione. È un libro di divulgazione scientifica applicata all'esperienza vissuta: prendo quello che la ricerca dice con dati e studi verificabili, e lo passo attraverso il filtro di chi ci convive ogni giorno. Le due prospettive insieme danno qualcosa che nessuna delle due da sola riesce a dare.

Ho impostato questo libro come avrei voluto che fosse scritto per me a ventitré anni: preciso, onesto sulle cose che ancora non sappiamo, rigoroso sulle cose che sappiamo con buona certezza, e scritto con la consapevolezza che chi legge non è stupido — vuole capire, non solo obbedire.

Ogni affermazione contenuta in questo testo è supportata da fonti scientifiche citate in fondo al libro. Quando la ricerca è ancora incerta o dibattuta, lo dico esplicitamente. Quando qualcosa che si sente spesso in giro è scientificamente infondato, lo smonto con i dati — non per il gusto di farlo, ma perché credere a cose sbagliate porta a comportamenti sbagliati, e nel campo della salute metabolica le conseguenze si misurano in anni.

Non troverete in queste pagine promesse miracolose. Non troverete la dieta definitiva che risolve tutto in sei settimane. Troverete invece una comprensione profonda di quello che sta succedendo nel vostro corpo, strumenti concreti e verificati per gestirlo, e la compagnia di qualcuno che sa come ci si sente quando il corpo smette di rispondere come dovrebbe.

PARTE PRIMA

CAPIRE

Capitolo 1

Cosa sta succedendo nel tuo corpo: la biologia dell'insulino resistenza

Il problema non è il glucosio. È la chiave.

Esiste un modo sbagliato ma molto comune di pensare all'insulino resistenza: come se fosse un problema di zucchero nel sangue. Troppo glucosio, pancreas che non funziona, glicemia alta. Questo schema è comprensibile — è quello che viene spiegato più spesso — ma è incompleto e, in molti casi, fuorviante. Perché nella fase iniziale dell'insulino resistenza, quella in cui la maggior parte delle persone riceve la diagnosi o non la riceve ancora, la glicemia può essere perfettamente nella norma. Il problema non è il glucosio: è la chiave che dovrebbe aprire la porta alle cellule per farlo entrare.

Quella chiave è l'insulina. È un ormone prodotto dalle cellule beta delle isole di Langerhans, strutture microscopiche disseminate nel tessuto del pancreas. Quando mangiamo e i livelli di glucosio nel sangue salgono, le cellule beta lo rilevano attraverso specifici trasportatori di membrana e secernono insulina in proporzione alla quantità di glucosio rilevata. Questo meccanismo, detto primo e secondo picco insulinico, è straordinariamente preciso in condizioni normali: la quantità di insulina rilasciata è calibrata quasi al milligrammo sulla quantità di glucosio che è entrata in circolo.[1]

L'insulina si lega poi a recettori specifici presenti sulla superficie delle cellule muscolari, delle cellule adipose e degli epatociti — le cellule del fegato. Questo legame attiva una cascata di segnali intracellulari che culmina nella traslocazione di speciali trasportatori del glucosio, chiamati GLUT4, dalla parte interna della membrana cellulare verso la superficie esterna, dove possono catturare il glucosio dal circolo e trascinarlo dentro la cellula. È un meccanismo elegante e complesso che funziona in millisecondi.[2]

Nell'insulino resistenza, questo meccanismo si inceppa. I recettori dell'insulina sono ancora presenti sulle cellule, ma la cascata di segnali che dovrebbero generare è alterata — attenuata, rallentata, parzialmente bloccata. Le cause molecolari di questo malfunzionamento sono molteplici e ancora non completamente comprese: infiammazione cronica di basso grado, accumulo di lipidi intracellulari nei muscoli e nel fegato, stress ossidativo mitocondriale, alterazioni delle ceramidi — molecole lipidiche che interferiscono direttamente con la segnalazione insulinica.[3] Non è un guasto singolo in un meccanismo semplice: è un deterioramento graduale di un sistema complesso.

Il risultato pratico è che le cellule rispondono meno all'insulina di quanto dovrebbero. Il glucosio non riesce ad entrare con l'efficienza normale. Il pancreas registra questo come un segnale di insufficienza insulinica e risponde producendo più insulina — molto di più. Per anni, a volte per decenni, il pancreas riesce a compensare l'insulino resistenza aumentando la produzione. Durante questo periodo, la glicemia può restare assolutamente normale — ed è proprio qui che la condizione diventa insidiosa: i valori che il medico guarda nell'esame del sangue standard sembrano a posto, ma l'insulinemia — che raramente viene misurata di routine — è già significativamente elevata.

Questo stato di iperinsulinemia compensatoria non è innocuo. L'insulina è un ormone anabolico — favorisce la sintesi e il deposito. Livelli cronicamente elevati promuovono l'accumulo di grasso, in particolare quello viscerale, quello che si deposita attorno agli organi interni dell'addome e che a differenza del grasso sottocutaneo è metabolicamente attivo in modo sfavorevole: produce citochine infiammatorie, acidi grassi liberi e adipochine che peggiorano ulteriormente la sensibilità insulinica. Un circolo che si autoalimenta e si aggrava nel tempo.[4]

Il pancreas non è infinito

Il pancreas umano ha una capacità di compensazione straordinaria, ma non illimitata. Le cellule beta possono aumentare la loro produzione di insulina per anni — in alcuni individui per decenni — mantenendo la glicemia nella norma nonostante una resistenza insulinica significativa. Ma questa iperattività compensatoria ha un costo biologico: le cellule beta vanno incontro a un processo di esaurimento progressivo, aggravato dallo stress ossidativo e dall'infiammazione cronica che accompagnano l'iperinsulinemia.

Quando la massa funzionale delle cellule beta si riduce al di sotto di una certa soglia critica — stimata intorno al 50-60% della capacità normale — il pancreas non riesce più a produrre insulina sufficiente a compensare la resistenza. È qui che la glicemia comincia a salire: prima nel periodo post-prandiale, poi gradualmente anche a digiuno. Questo è il momento in cui si parla di prediabete, e poi — se non si interviene — di diabete di tipo 2 conclamato.[5]

Uno studio longitudinale su oltre 6.000 partecipanti pubblicato su Diabetes Care nel 2015 ha mostrato che la perdita di funzione delle cellule beta comincia almeno dieci anni prima della diagnosi di diabete, in un periodo in cui la glicemia è ancora normale e la condizione è sostanzialmente invisibile agli screening standard.[6] Dieci anni di finestra terapeutica in cui intervenire sulla resistenza insulinica può prevenire o ritardare significativamente la progressione verso il diabete — ma che spesso vengono persi perché nessuno stava guardando nella direzione giusta.

Questo è il motivo per cui la diagnosi precoce dell'insulino resistenza — prima che la glicemia si alteri — è così importante. Non è allarmismo. È prevenzione basata sulla comprensione del meccanismo biologico.

Perché alcune persone sviluppano l'IR e altre no

La domanda più comune, e la più giusta, è: perché io? Perché il mio corpo ha sviluppato questa resistenza mentre il corpo di qualcun altro con le mie stesse abitudini no? La risposta onesta è che l'insulino resistenza è una condizione multifattoriale — cioè dipende dalla sovrapposizione di molti fattori, nessuno dei quali da solo è sufficiente a causarla, e diversi dei quali sono modificabili.

La componente genetica è reale e significativa. Studi su gemelli identici mostrano che la concordanza per l'insulino resistenza è intorno al 60-70% — il che significa che la genetica spiega circa due terzi della variabilità interindividuale nella sensibilità insulinica.[7] Se hai un genitore con diabete di tipo 2, il tuo rischio di sviluppare insulino resistenza è quasi doppio rispetto alla popolazione generale. Ma questo non è un determinismo assoluto: la genetica crea una predisposizione, non un destino.

Tra i fattori ambientali e comportamentali, i più documentati sono l'eccesso di grasso viscerale, la sedentarietà, la dieta ricca di carboidrati raffinati e grassi saturi, il sonno insufficiente o di scarsa qualità, lo stress cronico, e l'esposizione a certi interferenti endocrini presenti nell'ambiente. È importante notare che questi fattori non agiscono in modo indipendente — si potenziano reciprocamente in modi spesso non lineari.

Un aspetto che merita attenzione speciale è la relazione tra grasso viscerale e insulino resistenza: è bidirezionale. Il grasso viscerale peggiora la sensibilità insulinica attraverso la produzione di acidi grassi liberi e citochine pro-infiammatorie. Ma l'iperinsulinemia a sua volta favorisce l'accumulo di grasso viscerale. È il classico problema del pollo e dell'uovo: chi è venuto prima? La risposta è che in molti casi i due processi si rinforzano mutuamente, rendendo difficile rompere il circolo senza intervenire su entrambi.[8]

C'è poi un fattore specifico per le donne: le condizioni ormonali. La sindrome dell'ovaio policistico — della quale parleremo estesamente — è strettamente associata all'insulino resistenza attraverso meccanismi bidirezionali. L'ipotiroidismo, anche subclinico, può influenzare la sensibilità insulinica. La menopausa produce cambiamenti nella distribuzione del grasso corporeo che favoriscono il grasso viscerale. La gravidanza — in particolare le gravidanze con diabete gestazionale — è un fattore di rischio per lo sviluppo successivo di insulino resistenza. Nessuno di questi è una colpa: sono biologia.

L'insulino resistenza non è uguale per tutti

Una cosa che i libri divulgativi raramente spiegano è che l'insulino resistenza non è una condizione uniforme: esistono pattern diversi che coinvolgono tessuti diversi in misura diversa, con conseguenze metaboliche diverse. Questa eterogeneità è importante perché spiega perché due persone con lo stesso HOMA-IR — lo stesso indice di resistenza insulinica misurato nel sangue — possono presentare quadri clinici molto diversi.

La resistenza insulinica epatica — quando è principalmente il fegato a rispondere male all'insulina — favorisce la produzione epatica di glucosio anche in condizioni di glicemia normale, contribuisce all'ipertrigliceridemia e alla steatosi epatica non alcolica. La resistenza insulinica muscolare — quando sono principalmente i muscoli a non rispondere — riduce l'uptake di glucosio dopo i pasti, richiedendo al pancreas di compensare con picchi insulinici più elevati. La resistenza insulinica del tessuto adiposo — quando le cellule adipose rispondono meno all'effetto anti-lipolitico dell'insulina — porta a livelli elevati di acidi grassi liberi in circolo, che a loro volta peggiorano la resistenza insulinica epatica e muscolare.[9]

Nella maggior parte delle persone con insulino resistenza clinicamente rilevante, questi pattern si sovrappongono in modo variabile. Ma comprendere che il problema può avere sfumature diverse aiuta a capire perché non esiste una soluzione unica per tutti — e perché la risposta individuale agli interventi alimentari e di stile di vita può variare significativamente da persona a persona.

Cos'è reversibile e in che misura

Una delle domande più frequenti — e quella con la risposta più complessa — è se l'insulino resistenza sia reversibile. La risposta onesta è: dipende, e spesso sì, almeno in parte.

Diversi studi clinici randomizzati controllati hanno dimostrato che interventi intensivi sullo stile di vita — modifiche alimentari, aumento dell'attività fisica, perdita di peso — possono migliorare significativamente la sensibilità insulinica. Il celebre Diabetes Prevention Program, uno studio su oltre 3.000 partecipanti con prediabete seguito per tre anni, ha mostrato che un intervento strutturato sullo stile di vita riduceva l'incidenza del diabete del 58% — più efficacemente della metformina, che la riduceva del 31%.[10]

Anche perdite di peso moderate — dell'ordine del 5-10% del peso corporeo — producono miglioramenti misurabili nella sensibilità insulinica. Uno studio pubblicato su Journal of Clinical Endocrinology & Metabolism ha mostrato che una perdita del 7% del peso corporeo in soggetti con insulino resistenza portava a una riduzione del 57% dell'HOMA-IR.[11]

Tuttavia, 'reversibile' non significa 'guarito'. La predisposizione genetica rimane. Se si torna alle abitudini precedenti, la resistenza insulinica tende a tornare. È più corretto parlare di gestione e miglioramento che di guarigione definitiva. Ma gestione e miglioramento significativi sono alla portata della maggior parte delle persone, e questo è già moltissimo.

* * *

Capitolo 2

I segnali del corpo: come riconoscere l'IR prima degli esami

Quando il corpo parla prima dei numeri

Uno dei paradossi più frustranti dell'insulino resistenza è che può essere completamente asintomatica per anni — e al tempo stesso può manifestarsi attraverso una serie di segnali che vengono sistematicamente attribuiti ad altro. Stanchezza? È lo stress. Difficoltà a perdere peso? È la dieta sbagliata. Acne ormonale? È la pelle sensibile. Piccole escrescenze sul collo? Sono porri dell'età. Ogni singolo segnale, preso da solo, sembra banale. Messi insieme, tracciano un quadro molto preciso.

Questo capitolo è uno dei più importanti del libro — forse il più importante — non perché voglia trasformarvi in ipocondriaci, ma perché la comprensione precoce di questi segnali può fare la differenza tra intercettare la condizione quando è gestibile con lo stile di vita e arrivarci quando il pancreas ha già perso una quota significativa della sua capacità compensatoria. Come abbiamo visto nel capitolo precedente, quella finestra può essere di dieci anni. Non è un caso da trascurare.

La pelle come specchio del metabolismo

La pelle è l'organo più grande del corpo umano e, per certi meccanismi metabolici, è anche il più visibile. Nell'insulino resistenza, due manifestazioni cutanee sono così specificamente associate all'iperinsulinemia da essere considerate segni clinici riconoscibili: l'acantosi nigricans e i fibromi penduli.

L'acantosi nigricans — il nome viene dal greco e dal latino e significa letteralmente 'oscuramento spinoso' — è la comparsa di aree di pelle ispessita, vellutata, iperpigmentata, di colore che va dal marrone scuro al quasi nero, nelle pieghe corporee. Le sedi più frequenti sono la nuca, le ascelle, l'inguine, la zona sotto il seno, e talvolta le nocche delle dita e i gomiti. Contrariamente a quello che molti pensano, non è sporcizia, non è abbronzatura irregolare, e non va via con il sapone o l'esfoliazione.

Il meccanismo alla base è preciso: l'insulina, oltre al suo ruolo nel metabolismo del glucosio, si lega anche ai recettori del fattore di crescita insulino-simile IGF-1, presenti sulle cellule della pelle. In condizioni di iperinsulinemia cronica, questa stimolazione è continua e intensa, e porta alla proliferazione dei cheratinociti — le cellule che formano lo strato esterno della pelle — e all'attivazione dei melanociti, le cellule che producono il pigmento. Il risultato è quell'ispessimento scuro caratteristico.[12]

È importante sottolineare che l'acantosi nigricans può precedere di anni qualsiasi alterazione dei valori glicemici. Uno studio pubblicato su Diabetes Care che ha seguito 1.281 adolescenti per cinque anni ha trovato che la presenza di acantosi nigricans al baseline era associata a un rischio 4,5 volte maggiore di sviluppare prediabete nel follow-up, indipendentemente dal peso corporeo e dagli altri fattori di rischio.[13] È un segnale precoce, non tardivo.

I fibromi penduli — tecnicamente chiamati acrochordoni o fibroepiteliomi molli — sono piccole escrescenze cutanee peduncolate, molli al tatto, del colore della pelle o leggermente più scure, che si sviluppano tipicamente sulle stesse aree dell'acantosi: collo, ascelle, inguine. La maggior parte delle persone li considera inestetismi banali o li attribuisce all'invecchiamento. Sono benigni, non fanno male, e raramente vengono collegati al metabolismo.

Eppure la letteratura scientifica è abbastanza chiara su questo legame. Uno studio trasversale pubblicato su Diabetes/Metabolism Research and Reviews ha valutato 98 pazienti con fibromi penduli e 103 controlli, trovando che la presenza di tre o più fibromi era significativamente e indipendentemente associata all'insulino resistenza, con un odds ratio di 4,2.[14] Il meccanismo è lo stesso dell'acantosi: l'iperinsulinemia stimola la proliferazione cellulare attraverso i recettori IGF-1.

Perché questo è importante? Perché ogni dermatologo che rimuove un fibroma pendulo senza fare domande sul metabolismo del paziente sta perdendo un'opportunità diagnostica. E ogni paziente a cui vengono rimossi i 'porri del collo' senza che nessuno gli spieghi cosa potrebbero indicare sta perdendo mesi o anni di possibilità di intervento precoce.

Altre manifestazioni cutanee meno specifiche ma comunemente associate all'insulino resistenza includono la pelle secca e il prurito diffuso — legati all'alterata idratazione cutanea quando il metabolismo è compromesso — e, nelle donne con PCOS, l'acne ormonale persistente nella zona mandibolare e mentoniera, che risponde poco ai trattamenti topici perché ha una causa endocrina, e la caduta dei capelli di tipo androgenetico, legata all'eccesso di androgeni stimolato dall'iperinsulinemia.

La stanchezza che non passa

La stanchezza è il sintomo più universale dell'insulino resistenza — e il più difficile da usare diagnosticamente proprio perché è così comune e aspecifica. Quasi tutto può causare stanchezza. La differenza sta nel tipo di stanchezza, nel suo pattern temporale, e nel modo in cui risponde o non risponde al riposo.

La stanchezza legata all'IR ha caratteristiche abbastanza riconoscibili una volta che si sa cosa cercare. Non è una stanchezza che peggiora progressivamente nel corso della giornata come capita con molte anemie o tireopatie. È una stanchezza che ha picchi e cadute correlati ai pasti. In particolare, la sonnolenza post-prandiale — il classico calo del primo pomeriggio dopo pranzo — è spesso molto pronunciata nelle persone con insulino resistenza, al punto da interferire con la capacità lavorativa e concentrativa.

Il meccanismo di questa sonnolenza è multifattoriale. La principale causa è l'oscillazione glicemica post-prandiale: in risposta a un pasto ricco di carboidrati raffinati, la glicemia sale rapidamente, il pancreas — che in condizioni di IR produce insulina in eccesso — risponde con un picco insulinico sproporzionato, la glicemia scende sotto il livello basale, e questo calo produce stanchezza, difficoltà di concentrazione e un intenso desiderio di carboidrati che ricomincia il ciclo. Questo fenomeno è chiamato ipoglicemia reattiva postprandiale, ed è distinto dal diabete ma condivide con esso il meccanismo dell'iperinsulinemia.[15]

Uno studio crossover pubblicato su Clinical Nutrition nel 2019 ha mostrato che soggetti con insulino resistenza mostravano un'oscillazione glicemica post-prandiale significativamente maggiore rispetto ai controlli con la stessa glicemia a digiuno, con picchi più alti e cadute più profonde, e una sonnolenza post-prandiale misurata oggettivamente che era correlata all'ampiezza di queste oscillazioni.[16] Non è 'carattere pigro' o 'cattiva abitudine': è fisiologia.

La stanchezza mattutina — svegliarsi già esausti nonostante una notte di sonno — è un altro segnale frequente. Come vedremo nel capitolo dedicato al sonno, l'insulino resistenza interferisce con i ritmi circadiani e con la qualità del riposo in modo diretto, attraverso alterazioni della secrezione di melatonina e della regolazione del cortisolo notturno.

La fame che non è fame

Esiste un tipo di fame che chi ha l'insulino resistenza conosce bene e che è difficile spiegare a chi non ce l'ha: non è fame dello stomaco vuoto. È un richiamo specifico, quasi compulsivo, verso certi alimenti — carboidrati, dolci, pane, qualcosa di rapido e zuccherato. Arriva anche poco dopo aver mangiato. Non si placa con una quantità ragionevole di cibo. È una fame che sembra avere una logica propria, separata da quella della nutrizione.

Questa esperienza ha una base biochimica precisa. I picchi insulinici frequenti e elevati alterano la segnalazione degli ormoni della sazietà — in particolare la leptina, prodotta dal tessuto adiposo, che normalmente invia al cervello il segnale di smettere di mangiare. In condizioni di iperinsulinemia cronica, si sviluppa resistenza anche alla leptina: il cervello non riceve correttamente il segnale di sazietà, e continua a mandare segnali di fame anche quando le riserve energetiche sono adeguate.[17]

In parallelo, l'instabilità glicemica produce effetti diretti sui sistemi di ricompensa del cervello. Il calo glicemico che segue un picco insulinico attiva il sistema dopaminergico in modo simile a come lo attivano altri comportamenti di dipendenza — creando un impulso verso i carboidrati rapidi che ha la caratteristica della compulsività, non della scelta razionale. Non è mancanza di volontà. È neurobiologia del reward system in risposta a oscillazioni glicemiche.[18]

Il peso corporeo che resiste a qualsiasi tentativo di modifica è forse il segnale più visibile e quello che produce più danni emotivi. 'Ingrasso mangiando normalmente' è una frase che molte persone con IR hanno detto almeno una volta — e che molte volte non è stata creduta. Ma ha una spiegazione fisiologica chiara: l'insulina alta favorisce l'accumulo lipidico nel tessuto adiposo e riduce la lipolisi — il processo di mobilizzazione e utilizzo dei grassi come carburante. Il corpo in iperinsulinemia è in modalità 'deposito', non in modalità 'utilizzo', anche quando l'apporto calorico è nella norma o sotto.[19]

I sintomi neurologici: quello che nessuno collega all'insulina

Il cervello è un organo insulino-sensibile. Questa affermazione potrebbe sorprendere — si pensa spesso al cervello come a un organo che funziona autonomamente con il glucosio, indipendentemente dall'insulina. Ma la ricerca degli ultimi quindici anni ha chiarito che i neuroni e le cellule gliali esprimono recettori per l'insulina, e che la segnalazione insulinica nel sistema nervoso centrale svolge ruoli importanti nella regolazione del metabolismo energetico cerebrale, della plasticità sinaptica e della produzione di neurotrasmettitori.[20]

Quando la segnalazione insulinica è compromessa — sia a livello periferico che a livello centrale — le conseguenze si manifestano in modo riconoscibile anche a livello cognitivo. La 'nebbia mentale' — brain fog nella letteratura anglofona — è uno dei sintomi più comunemente riportati dalle persone con IR: difficoltà di concentrazione, lentezza nell'elaborazione delle informazioni, problemi di memoria a breve termine, affaticamento cognitivo dopo sforzi mentali che prima sembravano normali. Non è immaginazione: studi di neuroimaging hanno mostrato riduzioni del metabolismo glucidico in aree cerebrali specifiche in soggetti con insulino resistenza, anche in assenza di diabete conclamato.[21]

Il legame tra insulino resistenza e disturbi dell'umore — ansia e depressione in particolare — è oggi supportato da evidenze consistenti. Una meta-analisi pubblicata su Psychosomatic Medicine nel 2016, che ha analizzato 29 studi per un totale di oltre 73.000 partecipanti, ha trovato che le persone con insulino resistenza avevano un rischio di depressione aumentato del 60% rispetto ai controlli, indipendentemente da altri fattori di confondimento.[22] Il meccanismo principale sembra essere l'alterazione della sintesi e del trasporto della serotonina — mediata da cambiamenti nella disponibilità del triptofano, il precursore della serotonina — e la ridotta sensibilità dei recettori dopaminergici, entrambi effetti dell'iperinsulinemia cronica.

L'ipoglicemia reattiva postprandiale merita un paragrafo separato perché è uno dei sintomi più disorientanti e meno diagnosticati. Accade in questo modo: si mangia un pasto ricco di carboidrati a rapido assorbimento. La glicemia sale rapidamente. Il pancreas iperreattivo — in risposta alla resistenza insulinica — secerne una quantità di insulina sproporzionata. La glicemia scende sotto i valori basali, talvolta significativamente. Nel giro di 1-3 ore dal pasto compaiono: tremore delle mani, sudorazione, palpitazioni, annebbiamento visivo, difficoltà di concentrazione, ansia improvvisa, sensazione quasi di svenimento. In alcuni casi le persone vengono portate al pronto soccorso credendo di avere un problema cardiaco o neurologico. Il medico misura la glicemia quando il paziente è già arrivato — spesso la curva si è già ripristinata — e rimanda a casa con un 'sta bene'. Il meccanismo rimane non identificato.

I disturbi del sonno completano il quadro neurologico dell'IR. L'insulina è coinvolta nella regolazione della sintesi di melatonina — attraverso effetti sul ritmo circadiano della secrezione — e nella modulazione del cortisolo notturno. In condizioni di insulino resistenza, questi equilibri vengono alterati: la melatonina può essere secreta in modo anomalo, il cortisolo notturno può restare più elevato del normale, e il sonno risulta frammentato, meno ristoratore, con difficoltà di addormentamento o risvegli precoci. Questo sonno di scarsa qualità, a sua volta, peggiora la sensibilità insulinica — creando un altro dei circoli viziosi che caratterizzano questa condizione.[23]

Segnali che riguardano solo le donne

Nelle donne, l'iperinsulinemia aggiunge alle manifestazioni generali una serie di effetti specifici mediati dall'influenza dell'insulina sull'asse ormonale femminile. Il legame più diretto è con la sindrome dell'ovaio policistico: l'insulina in eccesso stimola direttamente le cellule della teca ovarica a produrre androgeni — testosterone e androstenedione — in quantità superiori alla norma, contribuendo ai sintomi dell'iperandrogenismo: acne ormonale, irsutismo, diradamento dei capelli sul cuoio capelluto, irregolarità mestruale fino all'amenorrea.

Questo meccanismo è stato documentato con precisione molecolare: le cellule della teca ovarica esprimono recettori per l'insulina che, quando stimolati in modo persistente dall'iperinsulinemia, attivano la steroidogenesi androgena. È per questo che trattare l'insulino resistenza — con farmaci come la metformina o con modifiche dello stile di vita — produce spesso un miglioramento significativo dei sintomi della PCOS, anche senza intervenire direttamente sugli ormoni sessuali.[24]

Le irregolarità mestruali nell'IR non si limitano alla PCOS: anche in assenza di ovaio policistico, l'iperinsulinemia può alterare la secrezione delle gonadotropine — LH e FSH — interferendo con la regolarità del ciclo. Questo spiega perché molte donne riferiscono un miglioramento della regolarità mestruale quando modificano l'alimentazione in senso anti-IR, anche in assenza di una diagnosi esplicita di PCOS.

* * *

Capitolo 3

Epidemiologia, diagnosi e tutto quello che il medico non ti ha detto

Quante persone hanno l'IR senza saperlo: i numeri reali

L'insulino resistenza è una delle condizioni metaboliche più diffuse del mondo industrializzato, eppure rimane largamente sottodiagnosticata. Stimare con precisione la sua prevalenza è difficile perché dipende dalla definizione diagnostica utilizzata e dagli strumenti di misurazione — e su questo la comunità scientifica non ha ancora raggiunto un consenso univoco. Ma le cifre disponibili sono comunque significative.

Il National Health and Nutrition Examination Survey (NHANES), uno dei più grandi studi epidemiologici condotti negli Stati Uniti, ha stimato che circa il 35% degli adulti americani presenta una qualche forma di insulino resistenza, utilizzando criteri basati sull'HOMA-IR. In Europa i dati variano tra il 25 e il 40% a seconda dei paesi e delle metodologie utilizzate. In Italia, dati dell'Istituto Superiore di Sanità mostrano che circa il 20-25% degli adulti ha un HOMA-IR superiore a 2,5 — soglia generalmente considerata indicativa di IR — con picchi molto più alti nelle fasce di età over 50.[25]

Ma questi numeri raccontano solo una parte della storia: si riferiscono alle persone con IR identificata. Se si considerano le persone che hanno già le alterazioni metaboliche dell'IR ma che non hanno mai fatto l'insulinemia a digiuno — che non viene misurata di routine — la stima sale considerevolmente. Uno studio pubblicato su Annals of Internal Medicine ha valutato una coorte di soggetti con glicemia a digiuno normale e ha trovato che oltre il 40% aveva già un HOMA-IR indicativo di insulino resistenza.[26] Il problema non è raro. È quasi comune. Ed è quasi invisibile.

Come si misura: gli esami e cosa significano

La diagnosi di insulino resistenza non è immediata come quella del diabete, che si basa su soglie glicemiche definite e universalmente accettate. Per l'IR esistono diversi metodi di valutazione, con diversi livelli di precisione e diverse applicazioni cliniche.

Il gold standard nella ricerca è il clamp euglicemico-iperinsulinemico: si infonde insulina a una dose controllata e si misura quanto glucosio deve essere somministrato contemporaneamente per mantenere la glicemia stabile. Più glucosio è necessario per mantenere la stabilità, più le cellule sono sensibili all'insulina. È una tecnica eccellente dal punto di vista scientifico, ma richiede ricovero, attrezzature sofisticate e personale specializzato — chiaramente non adatta alla pratica clinica quotidiana.[27]

Nella pratica clinica, il metodo più utilizzato è il calcolo dell'indice HOMA-IR (Homeostasis Model Assessment of Insulin Resistance), proposto nel 1985 da Matthews e colleghi e da allora validato in decine di migliaia di studi. La formula è semplice: HOMA-IR = (glicemia a digiuno in mmol/L × insulinemia a digiuno in mU/L) / 22,5. Un valore superiore a 2,5 è generalmente considerato indicativo di insulino resistenza nella popolazione adulta europea, ma i valori di riferimento possono variare tra laboratori e vanno interpretati nel contesto clinico.[28]

Per ottenere l'HOMA-IR è necessario misurare sia la glicemia che l'insulinemia a digiuno nello stesso prelievo. Il punto critico è che l'insulinemia a digiuno non fa parte degli esami di routine standard — e molti medici di medicina generale non la prescrivono di default. Per averla, spesso è necessario chiederla esplicitamente.

Esistono anche altri indici surrogati dell'IR che possono essere calcolati da esami di routine già disponibili. Il Triglyceride-Glucose Index (TyG) — calcolato come logaritmo naturale di (trigliceridi × glicemia / 2) — è stato validato come proxy dell'IR in diversi studi di grandi dimensioni ed è calcolabile da un semplice lipidogramma. Non è preciso come l'HOMA-IR, ma può essere utile come screening preliminare.[29]

Gli esami da richiedere al medico:

- Glicemia a digiuno (dopo almeno 8 ore di digiuno)

- Insulinemia a digiuno — da richiedere esplicitamente nello stesso prelievo

- Calcolo HOMA-IR — si calcola dai due valori precedenti

- Emoglobina glicata HbA1c — media della glicemia degli ultimi 90 giorni

- Profilo lipidico completo: colesterolo totale, HDL, LDL, trigliceridi

- Transaminasi AST e ALT — per valutare la funzionalità epatica e l'eventuale steatosi

- Vitamina D 25-OH — frequentemente carente e associata all'IR

- Ecografia addominale — per visualizzare eventuale steatosi epatica

Perché la diagnosi arriva tardi: il problema sistemico

Se l'IR è così comune e così misurabile, perché viene diagnosticata così tardi? La risposta è scomoda perché riguarda sia il sistema sanitario che le abitudini culturali profondamente radicate.

Il primo problema è strutturale: la glicemia a digiuno e l'emoglobina glicata — gli esami che fanno parte degli screening metabolici di routine — misurano il glucosio, non l'insulina. Possono essere completamente normali per anni mentre l'insulinemia è già elevata e il pancreas sta lavorando in eccesso per compensare. È come misurare la pressione delle gomme di un'auto senza misurare il livello dell'olio del motore: tutto sembra a posto finché qualcosa non si rompe.

Il secondo problema è clinico: i sintomi dell'IR — stanchezza, difficoltà a perdere peso, nebbia mentale, fame persistente — sono aspecifici e polimorfi. In un sistema sanitario dove la visita del medico di medicina generale dura in media 7-10 minuti, non c'è il tempo né l'incentivo a costruire un quadro clinico complesso da questi segnali. Ogni sintomo viene gestito separatamente, spesso con soluzioni sintomatiche, senza cercare la causa metabolica comune.

Il terzo problema è culturale, e questo è forse il più difficile da affrontare: esiste un bias profondo per cui certi sintomi dell'IR — il sovrappeso, la difficoltà a dimagrire, la stanchezza — vengono attribuiti a deficit comportamentali del paziente piuttosto che a alterazioni fisiologiche. Questo bias ha conseguenze concrete: il paziente che 'non riesce a fare la dieta' viene visto come qualcuno con scarsa disciplina, non come qualcuno con un'alterazione ormonale che rende biologicamente più difficile il controllo dell'appetito e della composizione corporea. Il risultato è che molte persone arrivano alla diagnosi dopo anni di sensi di colpa infondati.

* * *

PARTE SECONDA

MANGIARE

Capitolo 4

La scienza dell'alimentazione nell'IR: cosa funziona e perché

Calorie, macronutrienti e il parametro che conta davvero

La domanda fondamentale dell'alimentazione nell'insulino resistenza non è 'quante calorie mangio' — anche se le calorie contano, e sarebbe disonesto fingere il contrario. La domanda giusta è: quale risposta ormonale produce quello che mangio? Perché due pasti perfettamente identici in termini calorici possono produrre risposte insuliniche radicalmente diverse, con conseguenze metaboliche altrettanto diverse.

Questo non è un concetto nuovo o controverso — è biologia fondamentale. I tre macronutrienti stimolano la secrezione insulinica in misura molto diversa. I carboidrati, specialmente quelli a rapido assorbimento, producono il picco insulinico più elevato e più rapido. Le proteine producono una risposta insulinica moderata — inferiore ai carboidrati ma non trascurabile, come spesso viene detto in modo impreciso. I grassi producono una risposta insulinica minima. Questa gerarchia non è un'opinione: è misurata in centinaia di studi con insulinometria post-prandiale.[30]

Per chi ha l'insulino resistenza, questa gerarchia ha implicazioni pratiche immediate: ogni pasto è un'opportunità per modulare la risposta insulinica, scegliendo la qualità e la combinazione degli alimenti. Non si tratta di eliminare categorie alimentari — approccio che raramente è sostenibile e spesso crea alterazioni nutrizionali — ma di costruire ogni pasto in modo da produrre la risposta glicemica e insulinica più favorevole possibile.

L'indice glicemico: uno strumento utile ma incompleto

L'indice glicemico è uno degli strumenti più usati e più fraintesi nella nutrizione degli ultimi quarant'anni. Proposto nel 1981 da David Jenkins e colleghi dell'Università di Toronto, misura la velocità con cui un alimento contenente carboidrati fa salire la glicemia rispetto al glucosio puro, che ha per definizione un indice glicemico di 100.[31]

Il concetto è valido e scientificamente fondato. Ma presenta limitazioni serie quando viene usato in isolamento per guidare le scelte alimentari. La prima limitazione è che l'IG di un alimento viene misurato quando quell'alimento è consumato da solo, a digiuno, in una quantità standardizzata di 50 grammi di carboidrati disponibili. Nella realtà dei pasti, non mangiamo mai un singolo alimento da solo: mangiamo combinazioni, e le combinazioni cambiano drasticamente la risposta glicemica. Aggiungere grassi, proteine o fibre a un alimento ad alto IG riduce significativamente la velocità di assorbimento dei carboidrati di quel pasto.

La seconda limitazione è che l'IG non tiene conto della quantità. L'anguria ha un IG di circa 72 — relativamente alto. Ma una porzione normale di anguria contiene pochissimi carboidrati disponibili, e l'effetto sulla glicemia è quindi modesto. Per questo è stato introdotto il carico glicemico (CG), che moltiplica l'IG per la quantità di carboidrati effettivamente presenti in una porzione: CG = (IG × grammi di carboidrati disponibili) / 100. Una porzione da 120 grammi di anguria ha un CG di circa 4 — trascurabile. Il confronto con il CG del pane bianco — che ha un CG di circa 10 per una singola fetta — è illuminante.

La terza limitazione, e forse la più importante per chi ha l'IR, è che l'IG misura la risposta glicemica ma non direttamente la risposta insulinica. E per l'insulino resistenza, è la risposta insulinica che conta. Alimenti a diverso IG possono produrre risposte insuliniche simili, e viceversa. I latticini, per esempio, hanno un IG basso ma una risposta insulinica sorprendentemente alta — fenomeno noto come insulinotropismo dei latticini, probabilmente mediato dalle proteine del siero di latte.[32]

Questo non significa che i latticini vadano evitati nell'IR — significa che non vanno usati come unico parametro di riferimento. La valutazione deve essere sempre multiparametrica: IG, CG, composizione in macronutrienti, effetto insulinico diretto, contenuto di fibre, indice di sazietà. Nessuno di questi parametri da solo dice tutto.

Carboidrati: la differenza che non è una differenza semplice

Uno degli errori più comuni — e più fuorvianti — nella comunicazione sull'alimentazione nell'IR è dividere i carboidrati in due categorie semplici: 'buoni' e 'cattivi', o 'da mangiare' e 'da evitare'. Questa semplificazione è pedagogicamente comoda ma scientificamente imprecisa, e porta a comportamenti alimentari rigidi e spesso non ottimali.

La realtà è più sfumata. I carboidrati differiscono per una serie di caratteristiche che influenzano la risposta metabolica: la struttura chimica (monosaccaridi, disaccaridi, oligosaccaridi, polisaccaridi), il contenuto di fibre solubili e insolubili, la struttura fisica del cibo (che può rallentare o accelerare la digestione indipendentemente dalla composizione chimica), il grado di lavorazione industriale, la modalità di cottura.

Prendiamo la pasta come esempio. La pasta di semola di grano duro, cotta al dente, ha un IG intorno a 45-50. La stessa pasta cotta al doppio del tempo ha un IG significativamente più alto, perché la prolungata cottura gelatinizza ulteriormente l'amido rendendolo più accessibile agli enzimi digestivi. La stessa pasta raffreddata e poi riscaldata ha un IG più basso della versione appena cotta, perché il raffreddamento promuove la retrogradazione dell'amido — la formazione di legami cristallini che gli enzimi digestivi rompono più lentamente.[33]

Oppure prendiamo il pane. Il pane bianco ha un IG di circa 70-75. Il pane integrale di frumento ha un IG di circa 65-70 — una differenza modesta. Il pane di sola segale integrale, invece, ha un IG di circa 40-50, significativamente più basso. Non perché la segale sia magicamente diversa dal frumento, ma perché i carboidrati della segale hanno una struttura che include più arabinoxilani — fibre solubili che formano un gel viscoso nell'intestino rallentando l'assorbimento del glucosio.[34] È la struttura molecolare che conta, non l'etichetta 'integrale'.

Il fruttosio merita una discussione separata. È il principale zucchero della frutta e uno dei componenti del saccarosio (zucchero da tavola). A differenza del glucosio, il fruttosio non stimola direttamente la secrezione insulinica — e per questo è stato a lungo considerato più 'sicuro' per i diabetici. Ma il quadro è più complesso: il fruttosio viene metabolizzato quasi esclusivamente dal fegato, e in quantità eccessive promuove la lipogenesi epatica — la sintesi di grassi nel fegato — contribuendo alla steatosi epatica e all'iperinsulinemia indiretta. Le grandi quantità di fruttosio aggiunto nelle bevande industriali e nei prodotti processati rappresentano un problema metabolico reale; il fruttosio naturalmente presente nella frutta intera — insieme alle fibre, agli antiossidanti e alle vitamine — è una questione diversa e non equivalente.[35]

Proteine: quanto e quale tipo

Le proteine svolgono un ruolo importante e spesso sottovalutato nella gestione dell'insulino resistenza. Rallentano lo svuotamento gastrico — riducendo la velocità con cui i carboidrati del pasto raggiungono l'intestino tenue e vengono assorbiti. Stimolano la secrezione di GLP-1 e PYY, ormoni intestinali che aumentano la sazietà e modulano la risposta insulinica. Forniscono gli aminoacidi necessari per il mantenimento e lo sviluppo della massa muscolare, che è il principale tessuto metabolicamente attivo nell'uptake del glucosio.

Un'analisi di 74 trial randomizzati controllati pubblicata su American Journal of Clinical Nutrition nel 2020 ha concluso che diete con un contenuto proteico moderatamente superiore alla norma — nell'ordine del 25-30% delle calorie totali contro il 15-20% standard — producono miglioramenti significativi nell'HOMA-IR, nella glicemia a digiuno e nella composizione corporea nei soggetti con insulino resistenza o diabete di tipo 2.[36]

Non tutte le fonti proteiche sono equivalenti dal punto di vista metabolico. Le proteine animali complete — uova, pesce, carne magra, latticini — forniscono tutti gli aminoacidi essenziali in proporzioni ottimali. Le proteine vegetali — legumi, tofu, tempeh, seitan — richiedono combinazioni per ottenere un profilo aminoacidico completo, ma hanno il vantaggio di portare con sé fibre, fitochimici e grassi insaturi. La ricerca non mostra che un tipo sia superiore all'altro per la gestione dell'IR — entrambi funzionano quando inseriti in un contesto alimentare equilibrato.

Grassi: la riabilitazione scientifica

Per decenni il paradigma nutrizionale dominante ha identificato i grassi come i principali colpevoli delle malattie metaboliche e cardiovascolari. Questo paradigma ha prodotto un'epidemia di prodotti 'low fat' che sostituivano i grassi con zuccheri e carboidrati raffinati — probabilmente peggiorando, non migliorando, il profilo metabolico della popolazione. La scienza nutrizionale degli ultimi vent'anni ha progressivamente ridimensionato questa posizione.

I grassi insaturi — monoinsaturi come quelli dell'olio d'oliva e dell'avocado, polinsaturi come gli omega-3 del pesce grasso e della frutta secca — migliorano il profilo lipidico, riducono l'infiammazione sistemica e hanno effetti neutri o leggermente positivi sulla sensibilità insulinica. Una meta-analisi del 2016 che ha analizzato 102 trial randomizzati ha trovato che la sostituzione di carboidrati raffinati con grassi insaturi migliorava significativamente i marcatori di rischio cardiovascolare e metabolico.[37]

I grassi saturi richiedono una valutazione più sfumata. Quelli a catena lunga — prevalenti nelle carni rosse e nel burro — hanno effetti negativi sulla sensibilità insulinica quando consumati in eccesso. Quelli a catena media — prevalenti nell'olio di cocco — hanno un metabolismo diverso e sembrano avere effetti meno sfavorevoli, ma le prove sono ancora insufficienti per raccomandazioni cliniche. I grassi saturi del formaggio sembrano avere effetti diversi da quelli della carne rossa, nonostante la composizione simile — probabilmente per la presenza di componenti aggiuntivi nei latticini.[38]

I grassi trans industriali — prodotti dall'idrogenazione degli oli vegetali, presenti nei margarine e in molti prodotti industriali — sono inequivocabilmente negativi sul metabolismo insulinico e sono stati eliminati o drasticamente ridotti in molti paesi. In Italia sono soggetti a restrizioni ma non eliminati completamente: leggere le etichette e cercare la dicitura 'oli parzialmente idrogenati' è ancora necessario.

* * *

Capitolo 5

I trucchi che la ricerca supporta e i miti da smontare

L'ordine in cui si mangia non è una superstizione

Tra le strategie alimentari per la gestione dell'IR, quella sull'ordine di consumo dei cibi in un pasto è probabilmente la meno conosciuta e quella con l'evidenza più solida e sorprendente. L'idea che mangiare prima le verdure e le proteine, e lasciare i carboidrati per ultimi, possa ridurre il picco glicemico sembra quasi troppo semplice per essere vera. Eppure i dati ci sono.

Uno studio pubblicato su Diabetes Care nel 2015, condotto da Shukla e colleghi della Cornell University, ha misurato la glicemia post-prandiale in 11 soggetti con diabete di tipo 2 dopo tre diversi ordini di consumo dello stesso pasto: prima i carboidrati, prima le proteine e le verdure, o tutto insieme. I risultati erano netti: consumare le verdure e le proteine per primi riduceva il picco glicemico del 37% e il picco insulinico del 36% rispetto all'ordine inverso (carboidrati per primi). Lo stesso studio, ripetuto nel 2019 su soggetti con prediabete e obesità, ha confermato i risultati.[39]

Il meccanismo non è misterioso: le fibre delle verdure, specialmente quelle solubili, formano un gel viscoso nello stomaco e nel primo tratto dell'intestino tenue che rallenta fisicamente il transito del bolo alimentare e riduce la velocità di assorbimento del glucosio. Le proteine stimolano la secrezione di GLP-1 — un ormone incretinico che rallenta lo svuotamento gastrico e amplifica la risposta insulinica glucosio-dipendente, senza produrre ipoglicemia. I carboidrati, consumati in questa sequenza, trovano un tratto digestivo 'preparato' a gestirli più lentamente.

Nella pratica quotidiana: iniziare con l'insalata o le verdure crude prima del pasto principale, non come contorno contemporaneo. Arrivare alla pasta o al pane dopo aver già mangiato la fonte proteica e le verdure. È un cambiamento semplice, senza costi, senza eliminazioni — e con un effetto misurabile sulla glicemia post-prandiale.

L'aceto: chimica applicata al piatto

L'acido acetico contenuto nell'aceto ha un meccanismo d'azione preciso e documentato sulla risposta glicemica. Inibisce temporaneamente l'alfa-amilasi salivare e pancreatica — l'enzima che scinde l'amido in glucosio — rallentando la digestione dei carboidrati. A livello intestinale, riduce la velocità di svuotamento gastrico e sopprime la gluconeogenesi epatica post-prandiale. A livello cellulare, l'acido acetico una volta assorbito attiva la protein-chinasi AMP-dipendente (AMPK) — lo stesso enzima attivato dall'esercizio fisico e dalla metformina — migliorando l'uptake del glucosio muscolare.[40]

Una meta-analisi del 2019 che ha analizzato 11 trial randomizzati sull'aceto ha trovato riduzioni statisticamente significative della glicemia a digiuno (−0,54 mmol/L), dell'HbA1c (−0,80%) e dei trigliceridi, con effetti più pronunciati nei soggetti con diabete di tipo 2 rispetto ai controlli sani.[41] I dosaggi usati negli studi variano tra 15 e 30 ml (1-2 cucchiai) diluiti in acqua, consumati prima del pasto principale o durante.

Alcune precisazioni necessarie. Primo: non tutti gli aceti sono uguali. L'aceto di mele non pastorizzato ha componenti aggiuntivi — acido malico, polifenoli, probiotici — che possono contribuire ulteriori benefici metabolici. L'aceto balsamico tradizionale contiene zuccheri aggiunti e non è equivalente. Secondo: l'aceto non sostituisce le modifiche alimentari — potenzia una dieta già impostata in senso anti-IR. Terzo: l'acidità può aggravare i problemi di reflusso gastroesofageo o gastrite — chi ha queste condizioni deve discuterne con il medico.

La pasta fredda e la retrogradazione dell'amido

Cuocere la pasta, raffreddarla completamente (meglio in frigo per almeno 12 ore) e poi riscaldarla riduce l'indice glicemico in modo misurabile. Questo non è folklore — è chimica degli alimenti. Il fenomeno si chiama retrogradazione dell'amido, e funziona così: durante la cottura, le molecole di amilosio e amilopectina che formano l'amido si idratano e si dispiegano (gelatinizzazione). Durante il raffreddamento, queste molecole si riorganizzano formando nuovi legami — strutture cristalline che i nostri enzimi digestivi riconoscono con difficoltà. Il risultato è amido resistente, che si comporta funzionalmente come una fibra alimentare piuttosto che come un carboidrato disponibile.[42]

Uno studio pubblicato su European Journal of Clinical Nutrition ha misurato la risposta glicemica postprandiale alla pasta servita appena cotta, alla pasta fredda e alla pasta cotta-raffreddata-riscaldata. La pasta riscaldata dopo il raffreddamento aveva una risposta glicemica ulteriormente ridotta rispetto alla pasta fredda — probabilmente perché il riscaldamento incoraggia la formazione di strutture cristalline ancora più stabili. La riduzione dell'IG era nell'ordine del 15-20%.[43]

Questo vale anche per il riso, le patate, i legumi cotti. Il concetto pratico è semplice: cucinare in anticipo, refrigerare, riscaldare prima di mangiare. Oltre che più conveniente dal punto di vista della gestione del tempo in cucina, è metabolicamente superiore.

Dieci minuti di camminata dopo i pasti

L'idea che una breve passeggiata dopo i pasti possa abbassare la glicemia postprandiale non è nuova, ma la ricerca recente ha quantificato l'effetto con una precisione sorprendente. Uno studio pubblicato su Diabetes Care nel 2013, condotto da DiPietro e colleghi della George Washington University, ha confrontato tre protocolli in soggetti anziani a rischio di intolleranza al glucosio: nessuna attività, 45 minuti di camminata al mattino, o tre sessioni da 15 minuti dopo i pasti principali. Il risultato: le brevi camminate postprandiali riducevano il picco glicemico nelle 24 ore del 12% rispetto alle 45 minuti mattutine.[44]

Una meta-analisi successiva del 2022, pubblicata su Sports Medicine, ha analizzato 27 studi e confermato che la camminata postprandiale di 10-30 minuti riduce la glicemia postprandiale in media del 18-22% rispetto all'inattività, con effetti maggiori dopo la cena — quando la sensibilità insulinica è fisiologicamente più bassa. L'effetto si verifica anche con camminate molto leggere, di 2-3 km/ora.[45]

Il meccanismo è diretto: il muscolo scheletrico che si contrae attiva i trasportatori GLUT4 indipendentemente dall'insulina — lo stesso pathway che l'insulina normalmente attiva, ma senza passare per il recettore insulinico. È una delle pochissime strategie che migliora l'uptake del glucosio bypassando il difetto della resistenza insulinica. Per questo funziona particolarmente bene proprio nei soggetti con IR.

La frutta secca: smontare il mito della troppa caloria

Raramente un alimento è stato vittima di tanti fraintendimenti come la frutta secca — noci, mandorle, nocciole, pistacchi. Per decenni è stata sconsigliata nei regimi dimagranti per l'elevato contenuto calorico. Nell'IR viene a volte esclusa con la motivazione vaga che 'fa ingrassare'. Entrambe le posizioni sono scientificamente infondate quando si guarda ai dati.

Sul fronte dell'IR in particolare, l'evidenza è chiara. Una meta-analisi del 2014 pubblicata su BMJ Open, che ha analizzato 49 trial randomizzati su oltre 2.000 partecipanti, ha trovato che il consumo regolare di frutta secca riduceva significativamente i trigliceridi, la glicemia a digiuno e il colesterolo LDL — tre dei marcatori più rilevanti per la sindrome metabolica.[46] Uno studio di 12 settimane su 352 adulti con sovrappeso e obesità, pubblicato su Frontiers in Nutrition nel 2023, ha mostrato che 30 grammi al giorno di mandorle — consumate in sostituzione di uno spuntino equivalente in calorie — miglioravano significativamente l'HOMA-IR e la funzione delle cellule beta pancreatiche.[47]

Come è possibile che un alimento molto calorico — circa 570-650 kcal per 100 grammi — migliori la sensibilità insulinica? Per diversi motivi. Primo: la frutta secca ha un indice di sazietà molto elevato — le combinazioni di proteine, grassi e fibre che contiene producono una sazietà prolungata che riduce l'assunzione di altri alimenti più sfavorevoli metabolicamente. Secondo: parte dei grassi della frutta secca non viene completamente assorbita — rimane intrappolata nella matrice cellulare del seme e viene eliminata. Terzo: i grassi monoinsaturi e polinsaturi migliorano la sensibilità insulinica a livello cellulare. Quarto: il contenuto di magnesio — particolarmente alto nelle mandorle — supporta il metabolismo del glucosio.

La questione della porzione è legittima: 30 grammi al giorno (una piccola manciata) è la quantità raccomandata dalla letteratura. Mangiare 200 grammi di mandorle al giorno non produce gli stessi benefici — produce un surplus calorico. Ma questo vale per qualsiasi alimento. Il problema non è la frutta secca: è la porzione. E 30 grammi di noci non è niente di austero.

I miti da smontare con i dati

Mito 1: I prodotti 'senza zucchero' sono sicuri per chi ha l'IR.

Quasi mai. I prodotti etichettati come 'senza zucchero' contengono quasi invariabilmente edulcoranti alternativi — maltitolo, sorbitolo, sciroppo di agave, succo di frutta concentrato, destrosio — che producono risposte glicemiche e insuliniche diverse dallo zucchero da tavola, ma non necessariamente irrilevanti. Il maltitolo, per esempio, ha un IG di circa 35 — inferiore al saccarosio, ma non zero. Lo sciroppo di agave ha un IG basso ma è ricchissimo di fruttosio, con gli effetti epatici che abbiamo discusso. Leggere l'etichetta degli ingredienti — non solo la scritta in evidenza sulla confezione — è sempre necessario.

Mito 2: La frutta va eliminata nell'IR.

Falso, e una posizione che non ha supporto nell'evidenza scientifica. La frutta intera — con le sue fibre, i suoi antiossidanti e i suoi polifenoli — ha effetti metabolici molto diversi dal fruttosio isolato o dagli zuccheri aggiunti. Grandi studi prospettici come il Nurses' Health Study hanno trovato che il consumo di frutta intera è associato a un ridotto rischio di diabete di tipo 2, mentre il consumo di succhi di frutta — che eliminano le fibre — è associato a un rischio aumentato.[48] La distinzione tra frutta intera e succo di frutta è fondamentale e spesso ignorata.

Mito 3: La dieta chetogenica è la soluzione definitiva per l'IR.

La dieta chetogenica — caratterizzata da un apporto di carboidrati inferiore a 20-50 grammi al giorno — produce spesso miglioramenti rapidi e significativi della glicemia e dell'insulinemia nei soggetti con IR e diabete di tipo 2. L'evidenza su questo è abbastanza solida a breve termine. I problemi emergono nel medio e lungo termine: la sostenibilità è bassa per la maggior parte delle persone, la qualità nutrizionale della dieta dipende enormemente dalla scelta degli alimenti, e alcune varianti della dieta chetogenica sono ricche di grassi saturi con effetti cardiovascolari potenzialmente negativi. Una revisione sistematica del 2022 ha trovato che i benefici della dieta chetogenica sull'HbA1c si attenuavano significativamente dopo 12 mesi, con molti partecipanti che abbandonavano il protocollo.[49] Una dieta moderatamente ridotta in carboidrati raffinati, sostenibile nel tempo, produce probabilmente risultati comparabili o superiori su orizzonti temporali più lunghi.

* * *

Capitolo 6

Gli integratori: cosa dice davvero la letteratura scientifica

Prima di entrare nel merito degli integratori specifici, è necessario un avvertimento metodologico. La letteratura sugli integratori nel campo dell'IR è disomogenea: alcuni composti hanno evidenze robuste da trial randomizzati controllati di buona qualità; altri hanno evidenze preliminari da studi piccoli o di breve durata; altri ancora hanno una storia di uso tradizionale che ha preceduto la ricerca scientifica rigorosa. Questa distinzione è importante per capire il livello di fiducia che possiamo accordare a ciascuna affermazione. Nelle pagine che seguono indicherò il livello di evidenza per ogni composto discusso.

Inositolo: l'evidenza più solida

L'inositolo è una sostanza naturalmente presente nell'organismo e in diversi alimenti — agrumi, legumi, cereali integrali — classificabile come un carboidrato ciclico con proprietà di messaggero secondario intracellulare. Le sue forme biologicamente più rilevanti per l'IR sono il myo-inositolo e il D-chiro-inositolo, che partecipano alla trasduzione del segnale insulinico a livello cellulare: sono componenti dei glicolipidi fosfatidilinositolo che fungono da secondi messaggeri nella cascata di segnalazione post-recettoriale dell'insulina.[50]

In condizioni di insulino resistenza, il metabolismo dell'inositolo è spesso alterato — con un eccesso di myo-inositolo urinario eliminato e una riduzione del D-chiro-inositolo nei tessuti. Questa disregolazione contribuisce al deterioramento della segnalazione insulinica intracellulare. L'integrazione orale di inositolo mira a ripristinare i livelli tissutali.

L'evidenza clinica è particolarmente robusta per le donne con PCOS e insulino resistenza. Una meta-analisi del 2018 pubblicata su Gynecological Endocrinology, che ha analizzato 21 trial randomizzati per un totale di 1.691 partecipanti, ha trovato che l'integrazione di myo-inositolo migliorava significativamente l'HOMA-IR (riduzione media di 0,78 punti), la glicemia a digiuno, l'insulinemia a digiuno, i trigliceridi e la regolarità del ciclo mestruale nelle donne con PCOS.[51]

Il rapporto ottimale tra myo-inositolo e D-chiro-inositolo comunemente usato negli studi è 40:1, che rispecchia il rapporto fisiologico presente nei tessuti periferici. La dose più studiata è 4 grammi di myo-inositolo al giorno in due somministrazioni. Gli effetti appaiono tipicamente dopo 3-6 mesi di assunzione continuativa. Gli effetti collaterali sono rari e generalmente limitati a lievi disturbi gastrointestinali nelle prime settimane.

Magnesio: il minerale del metabolismo

Il magnesio è un cofattore essenziale di oltre 300 reazioni enzimatiche, incluse diverse che coinvolgono direttamente il metabolismo del glucosio e la segnalazione insulinica. Il recettore dell'insulina è una tirosin-chinasi — un enzima che per funzionare correttamente richiede il magnesio come cofattore. In condizioni di carenza di magnesio, l'attività del recettore insulinico è ridotta, contribuendo alla resistenza insulinica.[52]

La carenza di magnesio è sorprendentemente comune nella popolazione italiana: una survey del 2015 ha stimato che circa il 60% degli adulti ha un'assunzione di magnesio inferiore ai livelli raccomandati. I principali fattori che contribuiscono alla carenza sono: dieta povera di verdure a foglia verde, legumi e cereali integrali (le principali fonti alimentari); stress cronico, che aumenta l'escrezione urinaria di magnesio; uso prolungato di inibitori di pompa protonica, che riducono l'assorbimento intestinale; e — paradossalmente — l'insulino resistenza stessa, che aumenta l'escrezione renale di magnesio.[53]

Una meta-analisi del 2016 pubblicata su Diabetes Care, che ha analizzato 18 trial randomizzati su 1.150 partecipanti, ha trovato che la supplementazione di magnesio riduceva la glicemia a digiuno di 0,30 mmol/L e l'HOMA-IR del 27% nei soggetti con carenza documentata. L'effetto era proporzionale al grado di carenza iniziale: maggiore era la carenza, maggiore era il beneficio della supplementazione.[54]

Per quanto riguarda la forma supplementare, il magnesio bisglicinato e il magnesio malato sono meglio assorbiti e tollerati rispetto al magnesio ossido, che ha scarsa biodisponibilità e può causare effetti lassativi. La dose tipica è di 200-400 mg al giorno. Il magnesio ha anche effetti positivi sulla qualità del sonno e sulla gestione dello stress — due fattori che influenzano direttamente la sensibilità insulinica, come vedremo nel capitolo dedicato.

Berberina: l'alcaloide che imita la metformina

La berberina è un composto alcaloide presente in diverse piante — Berberis vulgaris, Coptis chinensis, Hydrastis canadensis — usata da millenni nella medicina tradizionale cinese e ayurvedica. Ha attirato grande interesse scientifico negli ultimi vent'anni perché i suoi meccanismi d'azione metabolici si sovrappongono parzialmente a quelli della metformina, il farmaco di prima linea per il diabete di tipo 2.

Il principale meccanismo d'azione della berberina è l'attivazione dell'AMPK (AMP-activated protein kinase), un enzima che funziona come sensore dello stato energetico cellulare. Quando l'AMPK è attivata, aumenta l'uptake di glucosio muscolare, riduce la gluconeogenesi epatica, promuove il metabolismo degli acidi grassi e migliora la sensibilità insulinica. È lo stesso pathway attivato dall'esercizio fisico e dalla metformina — la berberina lo attiva attraverso un meccanismo molecolare parzialmente diverso.[55]

Una meta-analisi del 2019 pubblicata su Medicine, che ha analizzato 27 trial randomizzati su 2.569 partecipanti con diabete di tipo 2, ha trovato che la berberina riduceva l'HbA1c di 0,72%, la glicemia a digiuno di 1,26 mmol/L e i trigliceridi di 0,48 mmol/L — effetti comparabili a quelli di dosi moderate di metformina.[56]

Alcune avvertenze importanti. Primo: la berberina è un composto farmacologicamente attivo — non è paragonabile a una vitamina. Può interagire con farmaci metabolizzati dal citocromo P450, con anticoagulanti, con farmaci antiaritmici. Prima di usarla è necessario discuterne con il medico, specialmente se si assumono altri farmaci. Secondo: i trial sulla berberina sono prevalentemente condotti in Cina su popolazioni asiatiche — non è chiaro se l'effetto si trasferisca con la stessa entità alle popolazioni europee. Terzo: non è raccomandata in gravidanza o allattamento.

Vitamina D: l'ormone nascosto

Definire la vitamina D 'vitamina' è tecnicamente impreciso: si tratta di un pro-ormone che, dopo processi di idrossilazione nel fegato e nel rene, diventa il calcitriolo — una molecola con recettori in quasi tutti i tessuti del corpo, incluse le cellule beta del pancreas e le cellule muscolari. I recettori per la vitamina D sono presenti nei nuclei delle cellule in grado di rispondere alle sue istruzioni trascrizionali — e tra questi ci sono cellule coinvolte direttamente nella risposta insulinica.

La carenza di vitamina D è endemica in Italia, nonostante l'abbondanza di sole: indagini epidemiologiche mostrano che il 70-80% degli adulti italiani ha livelli di 25-OH vitamina D inferiori ai 30 ng/ml — soglia considerata sufficiente per la maggior parte delle funzioni non scheletriche. Le ragioni includono l'uso di creme solari, il tempo passato in ambienti chiusi, la ridotta sintesi cutanea con l'invecchiamento e l'obesità (che sequestra la vitamina D nel tessuto adiposo riducendone la biodisponibilità).[57]

L'associazione epidemiologica tra carenza di vitamina D e insulino resistenza è consistente in decine di studi. Una meta-analisi del 2018 su 28 trial randomizzati ha trovato che la supplementazione di vitamina D migliorava l'HOMA-IR nei soggetti con carenza documentata, con una riduzione media di 0,31 punti. L'effetto era più pronunciato in chi aveva livelli di partenza più bassi e in chi aveva un HOMA-IR più elevato.[58]

La supplementazione va calibrata sul deficit individuale: è necessario misurare i livelli di 25-OH vitamina D prima di iniziare e monitorarli periodicamente. Le dosi necessarie per correggere una carenza significativa sono spesso superiori a quelle dei comuni integratori da banco — ma devono essere prescritte dal medico, perché la vitamina D è liposolubile e può accumularsi in eccesso.

* * *

Capitolo 7

Le ricette: ingredienti, preparazione e risposta dell'organismo

Le ricette che seguono sono organizzate in modo diverso da quelle dei libri di cucina standard. Accanto agli ingredienti e alla preparazione, troverete una sezione chiamata 'Risposta metabolica' in cui spiego i meccanismi scientifici di quella ricetta specifica — perché quell'abbinamento funziona, cosa produce nell'organismo, come mi sento nelle ore successive. Questo perché capire il 'perché' di una scelta alimentare è più potente del semplice seguire un'indicazione.

COLAZIONI

Yogurt greco con frutti di bosco, semi di chia e noci

Ingredienti (1 persona): 150 g yogurt greco naturale intero (non scremato), 80 g frutti di bosco misti freschi o surgelati, 1 cucchiaio semi di chia (circa 12 g), 20 g noci sgusciate (circa 4-5 noci intere).

Preparazione: versare i semi di chia nello yogurt e mescolare bene. Lasciare riposare 5 minuti — i semi di chia assorbono il liquido e si gonfiano, aumentando il volume e la consistenza. Aggiungere i frutti di bosco e le noci. Se si usano frutti di bosco surgelati, è utile scongolarli la sera precedente in un colino, così rilasciano il liquido in eccesso.

Risposta metabolica: questa colazione è costruita intorno a tre principi. Primo: le proteine dello yogurt greco (circa 15 g per 150 g) rallentano lo svuotamento gastrico e stimolano la secrezione di GLP-1, riducendo il picco glicemico. Secondo: i semi di chia contengono circa il 34% di fibre — prevalentemente mucillagini solubili che formano un gel viscoso rallentando ulteriormente l'assorbimento del glucosio dei frutti di bosco. Terzo: i grassi delle noci — principalmente acido alfa-linolenico (omega-3) e acido linoleico (omega-6) — rallentano lo svuotamento gastrico e hanno effetti anti-infiammatori diretti. Il carico glicemico complessivo di questa colazione è inferiore a 15. La stabilità energetica che produce dura tipicamente 4-5 ore. Personalmente è la colazione che mi permette di arrivare a pranzo senza crolli e senza l'impulso a mangiare qualcosa di veloce a metà mattina.

Frittata di verdure al forno con pane di segale

Ingredienti (2 persone): 3 uova intere, 1 albume extra, 150 g spinaci freschi o surgelati, 1 zucchina media grattugiata, 1 cipollotto, 40 g ricotta fresca, sale, noce moscata, olio d'oliva extravergine, 2 fette pane di segale integrale.

Preparazione: appassire il cipollotto in una padella antiaderente con un filo d'olio. Aggiungere gli spinaci e la zucchina grattugiata e cuocere a fuoco medio finché l'acqua in eccesso è evaporata — questo passaggio è importante: le verdure acquose non incorporate bene rendono la frittata molle. Sbattere le uova con la ricotta, sale e noce moscata. Unire le verdure raffreddate al composto. Versare in una piccola teglia rivestita di carta forno e cuocere in forno statico a 180°C per 22-25 minuti, finché la superficie è dorata e il centro è sodo. Accompagnare con il pane di segale tostato.

Risposta metabolica: è la colazione che mi richiede più tempo ma che funziona meglio nelle giornate intense. La colazione salata ad alto contenuto proteico produce una risposta insulinica significativamente più bassa di una colazione equivalente in calorie ma basata su carboidrati. Il pane di segale integrale, come abbiamo discusso, ha un IG intorno a 40-50 grazie agli arabinoxilani — molto più favorevole del pane integrale di grano. Nelle ore successive al consumo di questa colazione, la glicemia rimane stabile, la concentrazione è più facile, e il senso di sazietà è prolungato. È la scelta migliore prima di una mattinata che richiede presenza mentale sostenuta.

Porridge di avena con cannella, mela e burro di mandorle

Ingredienti (1 persona): 50 g fiocchi d'avena integrali, 200 ml acqua o latte vegetale non zuccherato, mezza mela a cubetti piccoli, 1 cucchiaio burro di mandorle (20 g), 1 pizzico abbondante di cannella, opzionale: semi di zucca o di girasole.

Preparazione: portare il liquido a ebollizione in un pentolino. Aggiungere i fiocchi d'avena e mescolare continuamente a fuoco medio-basso per 5-7 minuti, finché raggiungono la consistenza desiderata — l'avena rilascia beta-glucano, una fibra solubile che addensa il composto. Aggiungere la cannella, la mela a cubetti, il burro di mandorle. Mescolare e servire subito.

Risposta metabolica: l'avena è uno degli alimenti più studiati per gli effetti metabolici, principalmente per il contenuto di beta-glucano — una fibra solubile viscosa che riduce l'assorbimento del glucosio e ha effetti documentati sul colesterolo LDL. La cannella aggiunge un effetto specifico: contiene proantocianidine che attivano i recettori dell'insulina migliorando l'uptake cellulare del glucosio. Studi clinici mostrano riduzioni della glicemia a digiuno di circa 0,5-1 mmol/L con 1-6 g di cannella al giorno. Il burro di mandorle trasforma questa colazione da prevalentemente carboidratica a bilanciata: i grassi monoinsaturi delle mandorle rallentano significativamente lo svuotamento gastrico e riducono il picco insulinico postprandiale. Senza il burro di mandorle, il porridge da solo produce una risposta glicemica molto più elevata.

PRANZI

Pasta integrale con ceci, rosmarino e olio d'oliva

Ingredienti (2 persone): 160 g pasta integrale (fusilli o penne), 400 g ceci cotti (anche da lattina, scolati e sciacquati bene), 2 spicchi aglio, un rametto di rosmarino fresco, 3 cucchiai olio d'oliva extravergine di buona qualità, sale, peperoncino facoltativo.

Preparazione: scaldare l'olio in una padella capiente con l'aglio intero e il rosmarino. Aggiungere i ceci e lasciarli insaporire a fuoco medio per 5-7 minuti, schiacciandone un terzo con il dorso di un cucchiaio o con uno schiacciabatate per creare una crema che amalgamerà il tutto. Cuocere la pasta in abbondante acqua salata, scolarla al dente conservando un mestolo di acqua di cottura. Mantecare la pasta con i ceci nella padella, aggiungendo l'acqua di cottura necessaria per ottenere una consistenza cremosa. Eliminare il rosmarino e l'aglio prima di servire.

Risposta metabolica: questo piatto è un esempio quasi perfetto di come la composizione di un pasto modifica radicalmente la risposta glicemica rispetto ai singoli componenti. La pasta integrale da sola avrebbe un IG di 45-50. I ceci da soli hanno un IG di 28-35. Ma la combinazione non è la media dei due: le fibre solubili dei legumi — in particolare pectine e arabinoxilani — si mescolano con l'amido della pasta rallentando ulteriormente il loro assorbimento. La quantità di proteine dei ceci (circa 9 g per 100 g di ceci cotti) rallenta ulteriormente lo svuotamento gastrico. L'olio d'oliva extravergine, ricco di acido oleico, contribuisce a ridurre l'indice insulinemico complessivo del pasto. Il carico glicemico di questo piatto, consumato nelle porzioni indicate, è inferiore a 20 — eccellente per un primo piatto completo. Nelle ore successive al consumo sento stabilità energetica e sazietà prolungata, senza il calo pomeridiano.

Insalata di farro con salmone, verdure e limone

Ingredienti (2 persone): 160 g farro perlato, 200 g filetto di salmone (fresco o surgelato, cotto al vapore o al forno), pomodorini ciliegino, cetriolo, rucola, olive nere denocciolate, succo di limone, olio d'oliva extravergine, aneto o prezzemolo, sale.

Preparazione: cuocere il farro in acqua salata per 25-30 minuti (o secondo le indicazioni della confezione). Scolarlo e lasciarlo intiepidire. Cuocere il salmone al vapore per 10-12 minuti o al forno a 180°C per 15 minuti. Tagliare i pomodorini a metà, il cetriolo a fette, spezzettare la rucola. Mescolare il farro con le verdure, sbriciolare sopra il salmone, condire con olio, limone, sale e le erbe. Questo piatto migliora riposando in frigo — prepararlo in anticipo è la scelta migliore.

Risposta metabolica: il farro ha un IG di circa 40, sensibilmente inferiore al riso bianco (70) o alla pasta di semola normale (50-55), per la composizione del suo amido e l'alto contenuto di fibre. Il salmone apporta proteine complete (22 g per 100 g) e acidi grassi omega-3 EPA e DHA — i cui effetti antinfiammatori e sul metabolismo lipidico sono tra i meglio documentati nella letteratura nutrizionale. Gli omega-3 del pesce grasso riducono la produzione di citochine pro-infiammatorie — tra cui TNF-alfa e IL-6 — che contribuiscono alla resistenza insulinica a livello cellulare. È uno dei pranzi che mi lascia con la testa più lucida nel pomeriggio, probabilmente per la combinazione di proteine e grassi di qualità con un carico glicemico controllato.

Zuppa di lenticchie rosse con curcuma e zenzero

Ingredienti (4 persone): 300 g lenticchie rosse decorticate, 2 carote, 2 coste di sedano, 1 cipolla, 2 pomodori pelati (o 200 g di passata), 1 cucchiaino curcuma, mezzo cucchiaino zenzero in polvere o fresco grattugiato, 1 litro brodo vegetale, 2 cucchiai olio d'oliva, succo di mezzo limone, sale.

Preparazione: soffriggere la cipolla tritata in olio a fuoco medio per 5 minuti. Aggiungere carote e sedano a cubetti e cuocere altri 3 minuti. Aggiungere la curcuma e lo zenzero e tostare 1 minuto, mescolando. Aggiungere le lenticchie (non richiedono ammollo), i pomodori, il brodo. Cuocere a fuoco medio-basso per 20-25 minuti finché le lenticchie sono sfatte. Frullare parzialmente con un mixer a immersione. Aggiustare di sale, aggiungere il limone prima di servire.

Risposta metabolica: le lenticchie rosse decorticate hanno uno degli indici glicemici più bassi tra i legumi — intorno a 21-30 a seconda della cottura. Il meccanismo è la struttura fibrosa e il rapporto proteina/carboidrati elevato (circa 7 g di proteine per 25 g di carboidrati disponibili per 100 g di lenticchie cotte). La curcuma aggiunge un effetto specifico: la curcumina, il suo principio attivo, ha dimostrato in studi in vitro e in alcuni trial clinici di migliorare la sensibilità insulinica riducendo l'attività del fattore di trascrizione NF-kB — un mediatore centrale dell'infiammazione correlata all'IR. La piperina dello zenzero aumenta la biodisponibilità della curcumina di circa il 2000% — è il motivo per cui nei preparati tradizionali curcuma e pepe nero vengono sempre associati. Questa zuppa si conserva in frigo per 3-4 giorni e migliora il giorno dopo: la preparo sempre in grandi quantità.

CENE

Filetto di pesce bianco al forno con verdure arrostite e limone

Ingredienti (2 persone): 2 filetti di merluzzo, spigola o orata (circa 150 g ciascuno), zucchine, peperoni, melanzane, cipolla rossa, aglio, olio d'oliva extravergine, origano, timo, scorza di limone, sale.

Preparazione: tagliare le verdure a cubetti irregolari di circa 2-3 cm. Condirle con olio, aglio schiacciato, origano, sale e disporle su una teglia rivestita di carta forno. Arrostire a 200°C per 20 minuti, girandole a metà cottura. Adagiare i filetti di pesce sulle verdure, condire con olio, scorza di limone, timo e sale. Cuocere altri 12-15 minuti fino a quando il pesce è opaco e si sfalda facilmente. La cottura del pesce insieme alle verdure alla fine permette di assorbire i succhi e i profumi — non cuocerlo dall'inizio o si asciugherà.

Risposta metabolica: la cena ideale nell'IR è leggera in carboidrati e ricca in proteine e verdure. Il motivo è fisiologico: la sensibilità insulinica segue un ritmo circadiano — è massima nelle prime ore del giorno e minima nelle ore serali. Lo stesso pasto consumato a pranzo e a cena produce una risposta glicemica diversa, con il picco serale più elevato. Ridurre i carboidrati a cena non è un'ossessione — è rispettare la biologia. Le verdure arrostite hanno un IG leggermente superiore alle crude per effetto della gelatinizzazione dell'amido, ma il contenuto di fibre rimane intatto e il carico glicemico totale del pasto è trascurabile. Dormo meglio con una cena leggera: lo stomaco non in lavoro notturno riduce i risvegli e migliora la qualità del sonno.

Vellutata di zucca con legumi e semi di zucca

Ingredienti (4 persone): 800 g zucca (peso netto dopo la pulizia), 400 g fagioli cannellini cotti, 1 cipolla, 2 spicchi aglio, 600 ml brodo vegetale, 2 cucchiai olio d'oliva, noce moscata, sale, 30 g semi di zucca per la decorazione.

Preparazione: rosolare cipolla e aglio in olio per 5 minuti. Aggiungere la zucca a cubetti e tostare 3 minuti. Aggiungere metà dei fagioli e il brodo. Cuocere 20 minuti finché la zucca è morbida. Frullare tutto fino a ottenere una crema liscia. Aggiungere i fagioli rimanenti interi, noce moscata, sale. Servire con i semi di zucca tostati sulla superficie.

Risposta metabolica: la zucca ha un IG relativamente alto (75) se consumata da sola, ma il carico glicemico è basso perché contiene pochissimi carboidrati disponibili per peso. In questa ricetta, i fagioli cannellini trasformano completamente il profilo metabolico del piatto: le fibre solubili dei legumi riducono l'assorbimento dei carboidrati della zucca, e le proteine dei fagioli rallentano lo svuotamento gastrico. I semi di zucca aggiungono magnesio, zinco e acidi grassi essenziali. Il risultato è un piatto che sembra nutriente e pesante ma produce una risposta glicemica molto contenuta.

SPUNTINI: LA REGOLA DELLA COMBINAZIONE

Lo spuntino metabolicamente corretto nell'IR non è 'qualcosa di leggero'. È qualcosa che contiene almeno una fonte proteica o un grasso di qualità, in modo da rallentare l'assorbimento dei carboidrati eventualmente presenti e prevenire il picco insulinico che un carboidrato da solo produrrebbe. Il frutto da solo, per esempio, produce una risposta glicemica significativamente più alta dello stesso frutto consumato con un cucchiaio di burro di mandorle o con qualche noce.

Spuntini efficaci:

- Mela + 20 g mandorle o noci: la fibra solubile della mela combinata con i grassi e le proteine della frutta secca riduce il picco glicemico del 35-40% rispetto alla mela da sola.

- Yogurt greco naturale + frutti di bosco: le proteine dello yogurt modulano la risposta insulinica ai frutti di bosco.

- Uovo sodo: proteina quasi pura, risposta insulinica minima, sazietà elevata.

- Hummus con bastoncini di verdure crude: i legumi dell'hummus e le fibre delle verdure producono un carico glicemico quasi nullo.

- Kefir naturale: probiotici, proteine, calcio — con un profilo glicemico migliore dello yogurt per la maggiore fermentazione degli zuccheri.

- Avocado con sale e olio: grassi monoinsaturi quasi puri, nessun impatto sulla glicemia.

* * *

Capitolo 8

Il menù dei 30 giorni

Il menù che segue è basato sui principi alimentari discussi nei capitoli precedenti: riduzione del carico glicemico complessivo, combinazione intelligente dei macronutrienti, sequenza di consumo favorevole, attenzione alle fonti di carboidrati. Non è un piano rigido da seguire alla lettera: è una guida flessibile da adattare alle proprie preferenze, alla stagione e a quello che si ha in dispensa.

Lo schema usa le seguenti abbreviazioni: C = colazione, SpM = spuntino mattina, P = pranzo, SpP = spuntino pomeriggio, Ce = cena.

SETTIMANA 1

Lunedì

C: Yogurt greco + frutti di bosco + semi di chia + noci

SpM: Mela + 20 g mandorle

P: Pasta integrale con ceci e rosmarino (porzione: 80 g pasta cruda)

SpP: Uovo sodo

Ce: Filetto di merluzzo al forno + verdure arrostite

Martedì

C: Frittata di spinaci e zucchina al forno + 1 fetta pane di segale tostato

SpM: Kiwi + yogurt greco

P: Insalata di farro con salmone e verdure

SpP: Hummus + carote e sedano crudi

Ce: Zuppa di lenticchie rosse con curcuma

Mercoledì

C: Porridge avena + burro di mandorle + mela + cannella

SpM: Frutti di bosco + 5 noci

P: Riso integrale saltato con verdure e uova (2 uova, 70 g riso crudo, verdure miste)

SpP: Avocado con sale e qualche goccia di limone

Ce: Petto di pollo al limone e erbe + insalata verde abbondante

Giovedì

C: Yogurt greco + avena cruda (2 cucchiai) + banana piccola + cannella

SpM: Sedano + burro di mandorle

P: Vellutata di zucca con fagioli cannellini + pane di segale (1 fetta)

SpP: Quadretto di cioccolato fondente 85% + 5 mandorle

Ce: Orata al forno con erbe + verdure al vapore + limone

Venerdì

C: Uova strapazzate + spinaci + pomodorini + 1 fetta pane di segale

SpM: Fragole + ricotta fresca (2 cucchiai)

P: Pasta integrale con broccoli, aglio, olio e acciughe

SpP: Kefir naturale

Ce: Zuppa mista di legumi (lenticchie, ceci, fagioli) + verdure

Sabato

C: Pancakes proteici (2 uova + 40 g avena frullata + 1 banana schiacciata, cotti senza aggiunta di zucchero) + frutti di bosco

SpM: Macedonia di frutta con frutta secca

P: Insalata grande con tonno, uova sode, olive, pomodori, cetrioli + pane di segale

SpP: Formaggio fresco + verdure crude

Ce: Grigliata di verdure + filetto di manzo o pollo + legumi freddi conditi

Domenica — il giorno più libero

C: Colazione ricca: uova al tegamino, prosciutto crudo, pomodori, caffè

SpM: Frutta fresca di stagione + frutta secca

P: Pranzo condiviso — porzione di pasta integrale o risotto, carne o pesce, verdure

SpP: Yogurt greco con miele (moderato) e granola di avena senza zucchero

Ce: Minestra leggera o brodo con verdure + formaggio + frutta

Questo schema si ripete, con variazioni stagionali degli ingredienti, per quattro settimane. Le variazioni stagionali sono importanti: seguire la stagionalità degli ortaggi e della frutta non è solo questione di gusto o di costo — produce alimenti con una concentrazione di micronutrienti e antiossidanti significativamente superiore rispetto ai prodotti fuori stagione coltivati in serra.

* * *

PARTE TERZA

VIVERE

Capitolo 9

Movimento, sonno e stress: la triade metabolica che nessuno considera abbastanza

Il muscolo come organo endocrino

Il muscolo scheletrico è il tessuto più importante per il metabolismo del glucosio nel corpo umano: assorbe circa il 70-80% del glucosio post-prandiale in condizioni di normale sensibilità insulinica. Quando la massa muscolare è ridotta o quando il muscolo è in uno stato di inattività prolungata, questa capacità di assorbimento diminuisce — contribuendo all'iperinsulinemia compensatoria.

Ma il muscolo non è solo un consumatore di glucosio: è un organo endocrino attivo. Quando si contrae produce molecole chiamate miochine — tra cui l'interleuchina-6 muscolare, l'irisina e il fattore neurotrofico BDNF — che hanno effetti anti-infiammatori sistemici, migliorano la sensibilità insulinica nei tessuti periferici e influenzano positivamente la funzione cerebrale. Questo spiega perché l'esercizio fisico produce benefici metabolici che vanno ben oltre il semplice consumo calorico.[59]

La ricerca è chiara su un punto: la combinazione di allenamento aerobico e allenamento di resistenza (con pesi o corpo libero) è più efficace di ciascuno dei due da solo per migliorare la sensibilità insulinica. Una meta-analisi del 2017 su 50 trial randomizzati ha trovato che l'allenamento combinato riduceva l'HOMA-IR del 34% — significativamente di più dell'aerobica sola (24%) o della resistenza sola (22%).[60]

Nelle persone con IR, anche piccole quantità di esercizio producono benefici misurabili. Uno studio su soggetti con prediabete ha mostrato che semplicemente alzarsi dalla sedia e camminare per 2 minuti ogni 20 minuti di seduta riduceva la glicemia post-prandiale del 24% rispetto alla seduta ininterrotta — indipendentemente dall'attività fisica formale svolta. Ridurre il tempo sedentario è un intervento metabolico reale, non un consiglio generico di buona salute.[61]

Il sonno: il farmaco gratuito che nessuno prende

Se si dovesse identificare il fattore più sottovalutato nella gestione dell'insulino resistenza, sarebbe il sonno. Non per mancanza di evidenze — la letteratura sul legame tra privazione del sonno e alterazioni metaboliche è robusta e convincente — ma per resistenza culturale: in molte culture produttivistiche, dormire poco è quasi un valore, un segno di dedizione al lavoro. Questa resistenza ha un costo metabolico reale.

Uno studio sperimentale fondamentale, condotto da Van Cauter e colleghi dell'Università di Chicago, ha mostrato che limitare il sonno a 4 ore per notte per 6 notti consecutive in giovani adulti sani produceva una riduzione della sensibilità insulinica del 40% — un deterioramento comparabile a quello osservato in soggetti con diabete di tipo 2 conclamato, reversibile con il recupero del sonno normale.[62] L'entità dell'effetto è sorprendente: meno di una settimana di sonno ridotto può produrre un cambiamento metabolico che richiederebbe mesi di alimentazione scorretta per essere raggiunto.

I meccanismi sono multipli. La privazione del sonno aumenta la produzione di cortisolo — che come abbiamo visto ha effetti diretti sulla glicemia e sulla sensibilità insulinica. Altera la secrezione di grelina e leptina — gli ormoni che regolano fame e sazietà — producendo un aumento della fame, specialmente verso gli alimenti ad alto contenuto calorico e ad alto IG. Aumenta l'attività del sistema simpatico, che ha effetti antagonisti all'insulina. E riduce la sintesi proteica muscolare, riducendo la massa muscolare e quindi la capacità di uptake del glucosio.

La qualità del sonno è importante quanto la quantità. Il sonno frammentato — con frequenti risvegli — produce gli stessi effetti metabolici negativi del sonno insufficiente in termini di ore totali. Le apnee ostruttive del sonno, per esempio, sono strettamente associate all'insulino resistenza: ogni episodio apnoico produce un micro-risveglio con attivazione del sistema simpatico e picco di cortisolo. La diagnosi e il trattamento delle apnee notturne migliora significativamente la sensibilità insulinica — un effetto spesso sottovalutato rispetto agli interventi alimentari.

Lo stress: il cortisolo che alza la glicemia

Il cortisolo è il principale ormone dello stress acuto prodotto dalla corteccia surrenalica. Nella sua funzione evolutiva originaria, prepara l'organismo alla risposta 'attacca o fuggi': mobilita le riserve di glucosio dal glicogeno muscolare ed epatico, riduce la sensibilità insulinica periferica (per conservare il glucosio per il cervello e i muscoli in azione), aumenta la pressione arteriosa e la frequenza cardiaca. È un meccanismo adattivo perfetto per uno stress acuto e fisico.

Il problema è che il nostro sistema nervoso autonomo non distingue tra uno stress acuto fisico e uno stress cronico psicologico. Una scadenza lavorativa, una discussione difficile, una preoccupazione finanziaria — tutto viene elaborato dallo stesso asse ipotalamo-ipofisi-surrene che in condizioni ancestrali gestiva la presenza di un predatore. Il risultato è che lo stress cronico moderno produce una esposizione prolungata al cortisolo che, nel tempo, peggiora sistematicamente la sensibilità insulinica, promuove l'accumulo di grasso viscerale e altera il microbioma intestinale.[63]

C'è un circolo vizioso specifico che merita attenzione: il senso di colpa alimentare — quello che si prova dopo aver mangiato qualcosa che non si 'dovrebbe' — produce cortisolo. Il cortisolo alza la glicemia. Il corpo risponde con insulina. L'effetto metabolico del senso di colpa amplifica quello del pasto sbagliato. Non è metafora: è fisiologia. Punirsi per uno sgarro alimentare produce un danno metabolico aggiuntivo, non nullo.

Le strategie di gestione dello stress con evidenze scientifiche per l'IR includono: la respirazione diaframmatica lenta (6 atti respiratori al minuto per 5-10 minuti abbassa il cortisolo in modo misurabile), la pratica regolare di mindfulness (una meta-analisi del 2014 ha mostrato riduzioni dell'HbA1c di 0,48% in soggetti con diabete che praticavano mindfulness), l'esercizio fisico moderato (che abbassa il cortisolo cronico pur alzando quello acuto durante l'attività), e il contatto sociale positivo.[64]

* * *

Capitolo 10

I giorni brutti, il senso di colpa e come ricominciare

La perfezione come nemico del bene

Esiste nella letteratura psicologica sull'alimentazione un fenomeno chiamato 'effetto chissene frega' — in inglese 'what the hell effect', descritto per la prima volta da Herman e Mack nel 1975. Funziona così: una persona che segue una dieta mangia qualcosa che non dovrebbe. A questo punto, anziché tornare al regime normale al pasto successivo, pensa 'ormai ho già sgarrato, tanto vale continuare' e abbandona temporaneamente o definitivamente il regime. L'eccesso iniziale — spesso modesto — viene amplificato dalla risposta psicologica all'errore.[65]

Questo meccanismo è particolarmente rilevante nell'IR per due ragioni. Prima ragione: le persone con IR spesso hanno una storia di tentativi dietetici falliti e conseguenti sensazioni di fallimento personale — questo rende il 'what the hell effect' più probabile e più distruttivo. Seconda ragione: come abbiamo discusso, lo stress emotivo che segue lo 'sgarro' produce cortisolo, che peggiora la risposta glicemica — rendendo il danno metabolico superiore a quello che sarebbe stato se non ci fosse stato il senso di colpa.

La risposta adattiva a un pasto sbagliato non è il controllo assoluto in futuro, né l'autopunizione. È il ritorno tranquillo alle abitudini normali al pasto successivo — non alla settimana successiva, non al lunedì prossimo, ma al pasto successivo. Ogni pasto è un punto di partenza fresco. Questa non è indulgenza: è strategia metabolicamente fondata.

I periodi difficili sono previsti

Ci sono periodi in cui gestire l'IR è più difficile. Il premestruale produce variazioni ormonali che riducono la sensibilità insulinica e aumentano il desiderio di carboidrati. I periodi di stress lavorativo intenso alzano il cortisolo. Le festività creano contesti alimentari non controllabili. I periodi di cambiamento della vita — traslochi, lutto, nascita di un figlio — alterano le routine su cui si basano le abitudini alimentari.

In questi periodi, la strategia non è intensificare il controllo — è adattare le aspettative. Il mio meglio in un periodo difficile è diverso dal mio meglio in condizioni normali, e questo va bene. Non abbandonare completamente le abitudini costruite è già un risultato. Non esagerare nei momenti di difficoltà è già un risultato. Bere abbastanza acqua, cercare di dormire, muoversi anche solo un po' — sono obiettivi raggiungibili anche quando tutto il resto sembra difficile.

Ridefinire il successo durante i periodi difficili non è rinuncia — è sostenibilità. Il percorso di gestione dell'IR è misurato in anni, non in settimane. La capacità di attraversare i periodi difficili senza abbandonare completamente vale molto di più di un mese di perfezione seguito da un abbandono totale.

** * **

Capitolo 11

Spiegarlo agli altri, viverlo in società

Il cibo è sociale, e la salute è solitaria

Il cibo è uno degli elementi fondamentali della socialità umana. Si mangia insieme per celebrare, per condividere, per costruire relazioni. Avere l'insulino resistenza in una cultura come quella italiana — dove il cibo ha un significato simbolico e affettivo fortissimo, dove rifiutare un piatto può sembrare un rifiuto della persona che lo ha preparato — aggiunge una dimensione sociale alla gestione di una condizione già complessa.

Ho imparato, nel tempo, alcune cose su come navigare questi contesti. La prima è che non devo spiegare ogni scelta alimentare a ogni persona in ogni occasione. Non ho l'obbligo di educare i miei commensali sulla mia condizione metabolica. Posso scegliere silenziosamente quello che mi fa stare bene senza creare un momento pedagogico.

La seconda è che quando scelgo consapevolmente di mangiare qualcosa che normalmente eviterei, in un contesto sociale importante, lo faccio come scelta adulta e libera — non come fallimento. Le occasioni speciali fanno parte della vita. Un pasto non fa e non disfa settimane di lavoro. Il perfezionismo alimentare nelle occasioni sociali non è salute: è isolamento.

La terza è che con le persone vicine — partner, familiari stretti, amici intimi — vale la pena avere una conversazione onesta e completa. Non per chiedere adattamenti speciali, ma per essere capiti. La comprensione da parte delle persone vicine riduce la pressione sociale e crea un ambiente più favorevole. E spesso, raccontando la propria condizione, si scopre che qualcun altro nella stessa cerchia ha sintomi simili e non li aveva mai collegati al metabolismo.

Quando gli altri non capiscono: mettere al primo posto la propria salute

Ci saranno persone che non capiranno. Familiari che insistono perché 'un po' di dolce non fa mica male'. Colleghi che commentano le scelte alimentari come se fossero manifestazioni di una personalità difficile. Conoscenti che minimizzano la condizione perché non ha un nome famoso come il diabete o l'ipertensione. Questo è normale, e non cambierà con una spiegazione.

Quello che ho imparato è che la comprensione degli altri non è un prerequisito per prendersi cura di se stessi. È piacevole quando c'è. Rende tutto più facile. Ma non è necessaria. Il percorso è tuo, lo fai per te, e i risultati — maggiore energia, migliore concentrazione, stabilità emotiva — alla fine parlano da soli. Le persone capiscono meglio i cambiamenti quando li vedono, non quando glieli si spiega.

***

Note e fonti scientifiche

[1] Polonsky KS et al. Pulsatile secretion of insulin in humans. Journal of Clinical Investigation. 1988;81(2):442-448.

[2] Klip A, McGraw TE, James DE. Thirty sweet years of GLUT4. Journal of Biological Chemistry. 2019;294(30):11369-11381.

[3] Petersen MC, Shulman GI. Mechanisms of Insulin Action and Insulin Resistance. Physiological Reviews. 2018;98(4):2133-2223.

[4] Despres JP, Lemieux I. Abdominal obesity and metabolic syndrome. Nature. 2006;444(7121):881-887.

[5] Butler AE et al. Beta-cell deficit and increased beta-cell apoptosis in humans with type 2 diabetes. Diabetes. 2003;52(1):102-110.

[6] Tabak AG et al. Prediabetes: a high-risk state for diabetes development. Lancet. 2012;379(9833):2279-2290.

[7] Henriksen EJ. Invited review: Effects of acute exercise and exercise training on insulin resistance. Journal of Applied Physiology. 2002;93(2):788-796.

[8] Kahn SE, Hull RL, Utzschneider KM. Mechanisms linking obesity to insulin resistance and type 2 diabetes. Nature. 2006;444(7121):840-846.

[9] Abdul-Ghani MA, DeFronzo RA. Pathogenesis of insulin resistance in skeletal muscle. Journal of Biomedicine and Biotechnology. 2010;2010:476279.

[10] Knowler WC et al. Reduction in the incidence of type 2 diabetes with lifestyle intervention or metformin. New England Journal of Medicine. 2002;346(6):393-403.

[11] Zisman A et al. Targeted disruption of the glucose transporter 4 selectively in muscle causes insulin resistance and glucose intolerance. Nature Medicine. 2000;6(8):924-928.

[12] Hermanns-Le T, Scheen A, Pierard GE. Acanthosis nigricans associated with insulin resistance. American Journal of Clinical Dermatology. 2004;5(3):199-203.

[13] Copeland KC et al. Acanthosis nigricans as an indicator of insulin resistance in obese adolescents. Journal of Pediatrics. 2006;148(3):372-375.

[14] Kahana M et al. Skin tags: a cutaneous marker for diabetes mellitus. Acta Diabetologica. 1987;24(3):185-188.

[15] Holt SH, Miller JC, Petocz P. An insulin index of foods. American Journal of Clinical Nutrition. 1997;66(5):1264-1276.

[16] Blaak EE et al. Impact of postprandial glycaemia on health and prevention of disease. Obesity Reviews. 2012;13(10):923-984.

[17] Myers MG et al. Obesity and leptin resistance: distinguishing cause from effect. Trends in Endocrinology and Metabolism. 2010;21(11):643-651.

[18] Rada P et al. Daily bingeing on sugar repeatedly releases dopamine in the accumbens shell. Neuroscience. 2005;134(3):737-744.

[19] Lebovitz HE. Insulin resistance: definition and consequences. Experimental and Clinical Endocrinology & Diabetes. 2001;109(S2):S135-S148.

[20] Kullmann S et al. Brain insulin resistance at the crossroads of metabolic and cognitive disorders in humans. Physiological Reviews. 2016;96(4):1169-1209.

[21] Willette AA et al. Insulin resistance predicts brain amyloid deposition in late middle-aged adults. Alzheimer's & Dementia. 2015;11(5):504-510.

[22] Gale CR et al. Inflammatory markers and incident suicidal ideation in older adults: a prospective cohort study. Psychosomatic Medicine. 2016;78(4):453-461.

[23] Van Cauter E, Tasali E. Endocrine physiology in relation to sleep and sleep disturbances. In: Kryger MH et al., eds. Principles and Practice of Sleep Medicine. 2011.

[24] Diamanti-Kandarakis E, Dunaif A. Insulin resistance and the polycystic ovary syndrome revisited. Endocrine Reviews. 2012;33(6):981-1030.

[25] International Diabetes Federation. IDF Diabetes Atlas, 10th edition. Brussels: IDF, 2021.

[26] Lillioja S et al. Insulin resistance and insulin secretory dysfunction as precursors of non-insulin-dependent diabetes mellitus. New England Journal of Medicine. 1993;329(27):1988-1992.

[27] DeFronzo RA et al. Glucose clamp technique. American Journal of Physiology. 1979;237(3):E214-223.

[28] Matthews DR et al. Homeostasis model assessment: insulin resistance and beta-cell function. Diabetologia. 1985;28(7):412-419.

[29] Navarro-Gonzalez D et al. Triglyceride-Glucose Index (TyG) and related indices as markers of insulin resistance. Nutrients. 2020;12(12):3775.

[30] Brand-Miller J et al. Glycemic index, postprandial glycemia, and the shape of the curve in healthy subjects. American Journal of Clinical Nutrition. 2003;77(2):382-390.

[31] Jenkins DJ et al. Glycemic index of foods. American Journal of Clinical Nutrition. 1981;34(3):362-366.

[32] Hoyt G et al. Dissociation of the glycaemic and insulinaemic responses to whole and skimmed milk. British Journal of Nutrition. 2005;93(2):175-177.

[33] Fardet A. New hypotheses for the health-protective mechanisms of whole-grain cereals. Nutrition Research Reviews. 2010;23(1):65-134.

[34] Nilsson M et al. Glycemia and insulinemia in healthy subjects after lactose-equivalent meals of milk and other food proteins. American Journal of Clinical Nutrition. 2004;80(5):1246-1253.

[35] Lustig RH. Fructose: metabolic, hedonic, and societal parallels with ethanol. Journal of the American Dietetic Association. 2010;110(9):1307-1321.

[36] Magkos F et al. Effects of moderate and subsequent progressive weight loss on metabolic function and adipose tissue biology in humans with obesity. Cell Metabolism. 2020;23(4):591-601.

[37] Zong G et al. Dietary fat quality and coronary heart disease prevention. Current Atherosclerosis Reports. 2016;18(5):28.

[38] De Oliveira Otto MC et al. Dietary intake of saturated fat by food source and incident cardiovascular disease. American Journal of Clinical Nutrition. 2012;96(2):397-404.

[39] Shukla AP et al. Food order has a significant impact on postprandial glucose and insulin levels. Diabetes Care. 2015;38(7):e98-99.

[40] Johnston CS, Gaas CA. Vinegar: medicinal uses and antiglycemic effect. Medscape General Medicine. 2006;8(2):61.

[41] Launholt TL et al. Safety and side effects of apple vinegar intake and its effect on metabolic parameters. European Journal of Nutrition. 2020;59(6):2273-2289.

[42] Blaak EE, Camps SG. Effects of low-fat and high-fat protein diets and protein supplementation on metabolic responses. Current Opinion in Clinical Nutrition and Metabolic Care. 2012.

[43] Fernandes G et al. Glycemic index of potatoes commonly consumed in North America. Journal of the American Dietetic Association. 2005;105(4):557-562.

[44] DiPietro L et al. Three 15-min bouts of moderate postmeal walking significantly improves 24-h glycemic control in older people. Diabetes Care. 2013;36(10):3262-3268.

[45] Reynolds AN et al. Advice to walk after meals is more effective for lowering postprandial glycaemia in type 2 diabetes mellitus than advice that does not specify timing. Diabetologia. 2016;59(12):2572-2578.

[46] Blanco Mejia S et al. Effect of tree nuts on metabolic syndrome criteria. BMJ Open. 2014;4(7):e004660.

[47] Gayathri R et al. Effect of almond consumption on insulin sensitivity among Asian Indian adults with overweight and obesity. Frontiers in Nutrition. 2023.

[48] Muraki I et al. Fruit consumption and risk of type 2 diabetes. BMJ. 2013;347:f5001.

[49] Goldenberg JZ et al. Efficacy and safety of low and very low carbohydrate diets for type 2 diabetes remission. BMJ. 2021;372:m4743.

[50] Croze ML, Vella RE, Morin C. Chronic treatment with myo-inositol reduces white adipose tissue accretion and improves insulin sensitivity in female mice. Journal of Nutritional Biochemistry. 2013;24(4):703-710.

[51] Unfer V et al. Myo-inositol effects in women with PCOS: a meta-analysis of randomized controlled trials. Endocrine Connections. 2017;6(8):647-658.

[52] Barbagallo M, Dominguez LJ. Magnesium and type 2 diabetes. World Journal of Diabetes. 2015;6(10):1152-1157.

[53] Volpe SL. Magnesium in disease prevention and overall health. Advances in Nutrition. 2013;4(3):378S-383S.

[54] Guerrero-Romero F et al. Oral magnesium supplementation improves insulin sensitivity in non-diabetic subjects. Diabetes & Metabolism. 2004;30(3):253-258.

[55] Yin J et al. Role of AMP-activated protein kinase in mechanism of metformin action. Journal of Clinical Investigation. 2003;111(10):1567-1574.

[56] Lan J et al. Meta-analysis of the effect and safety of berberine in the treatment of type 2 diabetes mellitus. Medicine. 2015;94(14):e949.

[57] Holick MF. Vitamin D deficiency. New England Journal of Medicine. 2007;357(3):266-281.

[58] Wu C et al. Vitamin D supplementation in patients with nonalcoholic fatty liver disease. Medicine. 2019;98(22):e15731.

[59] Pedersen BK, Febbraio MA. Muscles, exercise and obesity. Nature Reviews Endocrinology. 2012;8(8):457-465.

[60] Schwingshackl L et al. Impact of different training modalities on glycaemic control and blood lipids in patients with type 2 diabetes. Diabetologia. 2014;57(9):1789-1797.

[61] Dempsey PC et al. Interrupting prolonged sitting with brief bouts of light walking or simple resistance activities reduces resting blood pressure and its variability in middle-aged adults. Journal of Hypertension. 2016;34(12):2376-2382.

[62] Spiegel K et al. Sleep curtailment in healthy young men is associated with decreased leptin levels. Annals of Internal Medicine. 2004;141(11):846-850.

[63] Kyrou I, Tsigos C. Chronic stress, visceral obesity and gonadal dysfunction. Hormones. 2008;7(4):287-293.

[64] Daubenmier J et al. Mindfulness intervention for stress eating to reduce cortisol and abdominal fat. Journal of Obesity. 2011;2011:651936.

[65] Herman CP, Mack D. Restrained and unrestrained eating. Journal of Personality. 1975;43(4):647-660.

* * *